全国高等医药院校医学检验技术专业第五轮规划教材

临床生物化学检验实验指导

第 5 版

（供医学检验技术专业用）

主　编　马　洁　鄢仁晴

副主编　沈财成　余　楠　刘利东　郝　娟

编　者　（以姓氏笔画为序）

马　洁（江苏大学医学院）　　　　　　　龙腾镶（迈克生物股份有限公司）

代　勇（深圳迈瑞生物医疗电子股份有限公司）　冯　娟（佛山大学医学部）

刘　影（皖南医学院）　　　　　　　　　刘利东（广州医科大学）

江　叶（上海昆涞生物科技有限公司）　　李育超（广东医科大学）

余　楠（南方医科大学）　　　　　　　　沈财成（温州医科大学）

张　涛（遵义医科大学）　　　　　　　　陈力勇（迪瑞医疗科技股份有限公司）

金尚佳（北京大学第三临床医学院）　　　赵建忠（湖北医药学院）

胡正军（浙江中医药大学）　　　　　　　郝　娟（湖北中医药大学）

唐玉莲（右江民族医学院）　　　　　　　梁照锋（江苏大学医学院）

鄢仁晴（遵义医科大学）

中国健康传媒集团

中国医药科技出版社

内 容 提 要

本教材为"全国高等医药院校医学检验技术专业第五轮规划教材"之一，系根据全国高等医药院校医学检验技术专业最新教学大纲要求，结合编者的教学与临床经验编写而成。本教材共48个实验，以系统疾病为主线，创新性地将验证性实验与方法学评价实验融合，增加了医学实验室认可评审现场试验和设计性实验，同时增加了检验专业相关的行业应用规范和实验室认可准则等知识。整套教材理论联系实际，能够更好地锻炼学生临床思维能力。本教材为书网融合教材，即纸质教材有机融合电子教材、教学配套资源（PPT、题库、微课等）、题库系统及数字化教学服务（在线教学、在线考试），便教易学。

本教材主要供高等医药院校医学检验技术专业师生教学使用，也可作为临床检验人员日常工作、继续教育和职称考试的工具书。

图书在版编目（CIP）数据

临床生物化学检验实验指导／马洁，鄢仁晴主编.
5版. —— 北京：中国医药科技出版社，2024. 12.
（全国高等医药院校医学检验技术专业第五轮规划教材）.
ISBN 978-7-5214-4837-5

Ⅰ. R446. 1

中国国家版本馆 CIP 数据核字第 2024L044S4 号

美术编辑　陈君杞
版式设计　友全图文

出版　**中国健康传媒集团** | 中国医药科技出版社
地址　北京市海淀区文慧园北路甲 22 号
邮编　100082
电话　发行：010 - 62227427　邮购：010 - 62236938
网址　www. cmstp. com
规格　889mm × 1194mm $\frac{1}{16}$
印张　10 $\frac{1}{4}$
字数　299 千字
初版　2004 年 8 月第 1 版
版次　2025 年 1 月第 5 版
印次　2025 年 1 月第 1 次印刷
印刷　天津市银博印刷集团有限公司
经销　全国各地新华书店
书号　978 - 7 - 5214 - 4837 - 5
定价　**39. 00 元**

获取新书信息、投稿、为图书纠错，请扫码联系我们。

出版说明

全国高等医药院校医学检验技术专业本科规划教材自2004年出版至今已有20多年的历史。国内众多知名的有丰富临床和教学经验、有高度责任感和敬业精神的专家、学者参与了本套教材的创建和历轮教材的修订工作，使教材不断丰富、完善与创新，形成了课程门类齐全、学科系统优化、内容衔接合理、结构体系科学的格局。因课程引领性强、教学适用性好、应用范围广泛、读者认可度高，本套教材深受各高校师生、同行及业界专家的高度好评。

为深入贯彻落实党的二十大精神和全国教育大会精神，中国医药科技出版社通过走访院校，在对前几轮教材特别是第四轮教材进行广泛调研和充分论证基础上，组织全国20多所高等医药院校及部分医疗单位领导和专家成立了全国高等医药院校医学检验技术专业第五轮规划教材编审委员会，共同规划，正式启动了第五轮教材修订。

第五轮教材共18个品种，主要供全国高等医药院校医学检验技术专业用。本轮规划教材具有以下特点。

1.立德树人，融入课程思政 深度挖掘提炼医学检验技术专业知识体系中所蕴含的思想价值和精神内涵，把立德树人贯穿、落实到教材建设全过程的各方面、各环节。

2.适应发展，培养应用人才 教材内容构建以医疗卫生事业需求为导向，以岗位胜任力为核心，注重吸收行业发展的新知识、新技术、新方法，以培养基础医学、临床医学、医学检验交叉融合的高素质、强能力、精专业、重实践的应用型医学检验人才。

3.遵循规律，坚持"三基""五性" 进一步优化、精炼和充实教材内容，坚持"三基""五性"，教材内容成熟、术语规范、文字精炼、逻辑清晰、图文并茂、易教易学、适用性强，可满足多数院校的教学需要。

4.创新模式，便于学生学习 在不影响教材主体内容的基础上设置"学习目标""知识拓展""重点小结""思考题"模块，培养学生理论联系实践的实际操作能力、创新思维能力和综合分析能力，同时增强教材的可读性及学生学习的主动性，提升学习效率。

5.丰富资源，优化增值服务 建设与教材配套的中国医药科技出版社在线学习平台"医药大学堂"教学资源（数字教材、教学课件、图片、微课/视频及练习题等），邀请多家医学检验相关机构丰富优化教学视频，使教学资源更加多样化、立体化，满足信息化教学需求，丰富学生学习体验。

本轮教材的修订工作得到了全国高等医药院校、部分医院科研机构以及部分医药企业的领导、专家与教师们的积极参与和支持，谨此表示衷心的感谢！希望本教材对创新型、应用型、技能型医学人才培养和教育教学改革产生积极的推动作用。同时，精品教材的建设工作漫长而艰巨，希望广大读者在使用过程中，及时提出宝贵意见，以便不断修订完善。

中国医药科技出版社

2025年1月

全国高等医药院校医学检验技术专业第五轮规划教材

◆ 编审委员会 ◆

数字化教材编委会

前言 PREFACE

为适应医学检验技术专业设置及培养目标的变化，改变原有《临床生物化学检验实验指导》教材与临床需求严重脱节的情况，我们在第 4 版实验指导的基础上对内容进行了调整，以适应新时代医学教育模式和要求，以及本专业应用型、技能型、创新性人才的培养目标和临床实践需要。

本教材共十三章，48 个实验，具有以下特色：①实验目录与理论教材章节同步，便于和理论教学配套使用。②从临床实验室的工作角度出发，首先对仪器和检验方法做性能验证和评价，其次以系统疾病为主线，创新性地将验证性实验与方法学评价实验融合。③实验项目全面，与临床实验室管理实际结合，增加了医学实验室认可评审现场试验和设计性试验，实用性强，代表性好。④创新性地增加了案例分析，关注检测结果的影响因素，可以培养学生分析问题、解决问题的能力以及临床思维能力。⑤配套数化资源，除传统的 PPT、微课等，还增加了丰富的实验操作视频，利于增强学生的直观感受、提高学习效率、加强学生对实验操作的理解和掌握。

本教材由马洁、鄢仁晴担任主编，具体分工如下：马洁编写实验一、二、三、四、五；唐玉莲编写实验六、七、八；冯娟、江叶编写实验九、十、十一、十二；陈力勇、江叶编写实验十三、十四；张涛编写实验十五、十八；代勇编写实验十六、十七；金尚佳编写实验十九、二十；郗娟编写实验二十一、二十二；鄢仁晴编写实验二十三、二十四、三十七、三十八；胡正军编写实验二十五、二十六、二十七；梁照锋编写实验二十八、二十九、三十；沈财成编写实验三十一、三十二；刘影编写实验三十三、三十四；余楠编写实验三十五、三十六，李育超编写实验三十九、四十；赵建忠编写实验四十一、四十二、四十三，刘利东编写实验四十四，并协助进行了部分统稿工作；龙腾镶编写实验四十五、四十六、四十七、四十八，梁照锋编写附录。本教材主要供高等医药院校医学检验技术专业师生教学使用，也可作为临床检验人员日常工作、继续教育和职称考试的工具书。

本教材由长期从事临床生化检验教学和临床实践工作的专家教授在上一版的基础上共同编写而成，同时也得到了遵义医科大学鄢盛恺教授、上海交通大学倪培华教授等专家的悉心指导，凝聚了全体编委的心血，在此表示真诚地感谢。

限于编者水平和经验，如有不妥之处，恳请使用本教材的同行专家、老师、学生及其他广大读者提出宝贵意见，以便修订完善。

编　者
2024 年 9 月

CONTENTS **目录**

第一章 临床生物化学检验实验室基本知识

临床生物化学检验是医学检验技术专业的一门主干课程，其临床实践活动主要在实验室进行。本实验将介绍与之相关的实验室安全知识、常用实验器材的使用、实验用水质量要求、实验试剂的选择等，为后续内容的学习奠定基础。

 实验一　实验室安全知识

PPT

临床生物化学检验实验操作者经常直接或间接接触有毒性、腐蚀性、易燃易爆的化学药品和各种具有潜在传染性的生物样品，使用煤气、电等高温电热设备、易碎的玻璃器材和瓷质器皿，因此必须十分重视安全防范工作，以防造成环境污染和危害身体健康。实验室安全防护除了要遵循一般要求外，还要重视生物安全、化学安全和消防安全等。

一、实验室安全分类分级管理

实验室安全分类分级管理是根据实验室所涉及危险源的特性及其可能导致的安全风险进行等级评估，并采取相应预防和管控措施。根据实验室存放或使用危险源的危险程度，以及实验室现场存放危险性实验材料的数量，将实验室安全风险划分为一级（高度危险，红色）、二级（较高危险，橙色）、三级（中度危险，黄色）和四级（一般危险，蓝色）等4个等级。

二、实验室安全的一般要求

在实验工作区，必须做到以下要求：①禁止吸烟；②禁止放置食物、饮料及类似存在有潜在的从手到口接触途径的其他物质，禁止用实验用冰箱储藏食物；③处理腐蚀性或毒性物质时，必须使用安全镜、面罩或其他的眼睛和面部防护用品，或按要求在通风柜或生物安全柜内操作；④应穿隔离服（白大衣），服装还应符合实验要求；⑤应穿着舒适、防滑并能保护整个脚面的鞋；⑥头发不可下垂，避免与被污染物质接触或卷入机器，不可留长胡须；⑦由实验工作区进入非污染区要洗手，接触污染物时要立即洗手；⑧及时清理实验垃圾，保持实验台面的整洁和环境清洁。

三、生物安全

生物安全主要包括病原微生物安全、实验动物安全、转基因生物安全等。涉及生物安全的实验室必须根据相关要求进行申报、备案与审批后，才能投入使用。涉及生物安全的细菌、病毒、疫苗等物品必须由专人负责管理，并建立健全审批、购买、领取、储存、发放、使用登记制度。开展生物相关实验研究或工作的人员应按照国家或有关部门规定，经过专业培训，并取得资格证书。生物安全贯穿于实验的整个过程，从取样到所有潜在危险材料的被处理。生物安全的保护对象包括自己、同事和环境。

临床生物化学检验实验涉及的生物安全等级多为一级，进行实验用的物质是已知的、所有特性都已清楚，操作人员经过基本的实验室知识培训和指导，才可在开放的实验台面上进行，不需要有特殊

微课/视频1

需求的安全保护措施。

临床生物化学检验常用的人体标本有血液、尿液、胸腔积液、腹腔积液和脑脊液等，这些来自临床的标本是潜在的生物传染源，在实验操作过程中应加以防范。采血用注射器、棉球等物品应放置在指定容器内，切勿随意丢弃。应使用指定的容器存放标本，严防污染，避免与身体接触。如不慎沾污皮肤、衣物或实验台面，应及时清洗和消毒。皮肤意外接触到血液、体液或其他化学物质时，应立即用肥皂和流动水冲洗。若皮肤有破损及伤口，应及时到急诊室就诊，请专科医生诊治。棉质工作服、衣物有明显污染时，可随时用含有效氯500mg/L的消毒液浸泡30~60分钟，然后冲洗干净。实验台面若被明显污染，将1000~2000mg/L有效氯溶液撒于污染表面，并使消毒液浸过污染表面，保持30~60分钟，再擦除，拖把或抹布用后浸于上述消毒液内1小时。

实验完毕，剩余的标本以及使用过的一次性器材由专人负责，按规定程序消毒和处理，并以消毒液浸泡、流水冲洗双手。实验室收集的危险废弃物应按类别存放至专用收集容器中，在收集容器上须粘贴环保部门规定格式的危险废弃物标签。不得随意弃置实验室危险废弃物，严禁将实验室危险废弃物直接倒入下水管道或混入生活垃圾，以免污染环境。

四、化学安全

临床生物化学检验实验过程中，经常涉及化学试剂，应特别注意以下几点：①使用强酸、强碱时，必须戴防护手套小心操作，防止溅出。量取试剂时，若不慎溅在实验台面或地面上，必须及时用湿抹布擦洗干净。强碱（如氢氧化钠、氢氧化钾）触及皮肤而引起灼伤时，需先用大量自来水冲洗，再用2%或5%乙酸溶液涂抹。强酸等触及皮肤而致灼伤时，立即用大量自来水冲洗，再以5%碳酸氢钠溶液或5%氢氧化铵溶液洗涤。酚类触及皮肤引起灼伤，首先用大量的自来水清洗，再用肥皂洗涤，忌用乙醇；②使用可燃物，特别是易燃物（如乙醚、丙酮、乙醇、苯和金属钠等）时，应避免靠近火焰。低沸点的有机溶剂应避免直接在火上加热，可在水浴中利用回流冷凝管加热或蒸馏；③实验产生的废液应倒入指定容器内，尤其是强酸和强碱不能直接倒在水槽中，应由专人负责处理；④有毒物品应按实验室的规定办理审批手续后领取，使用时严格操作，用后妥善处理。

五、消防安全

凡进入实验室工作的人员应了解本实验室内易燃易爆物品的消防知识，掌握本实验室适用的消防器材的使用方法，保持实验室消防通道畅通。

进入实验室开始实验前，应了解煤气总阀门、水阀门及电闸所在处。离开实验室时，一定要将室内检查一遍，将水、电、煤气的开关关好。在实验室内：①严禁吸烟，严禁使用私人电炉取暖；②使用电器设备（如烘箱、恒温水浴、离心机和电炉等）时，严防触电。绝不可用湿手或在眼睛旁视时开关电闸和电器开关。操作前用试电笔检查电器设备是否漏电，凡是漏电的仪器，一律不能使用；③易燃易爆、有毒药品使用过程中严格执行操作规程，注意安全，做好防范措施，防止意外事故的发生。使用电炉、酒精灯等要远离化学易燃物品。如果不慎倾出了相当量的易燃液体，则应立即关闭室内所有的火源和电加热器，开启窗户通风，用抹布擦拭洒出的液体，并将液体拧到大的容器中，然后再倒入带塞的玻璃瓶中；④易燃和易爆炸物质的残渣（如金属钠、白磷和火柴头等）不得倒入污物桶或水槽中，应收集在指定的容器内。

实验室应按消防要求，根据实验室场地功能、用途等不同情况，配备适用足量的消防器材及设备，定期检查与更新，保持良好状态。在实验过程中一旦发生火灾，应保持镇静。首先立即切断室内一切火源和电源，然后根据具体情况正确地进行抢救和灭火。小范围起火时，应立即用湿布扑灭明火，关闭可燃气体。易燃液体和固体着火时，应根据燃烧物质的性质，采用不同的灭火剂。范围较大的火情，应用消防砂或干粉灭火机扑灭，并及时报警。

（马 洁）

实验二 实验用水

PPT

水是常用的溶剂，天然水中含有电解质、有机物、颗粒物、微生物和溶解气体等许多物质，经简单的物理、化学方法处理，除去悬浮物质和部分无机盐即得到自来水。天然水和自来水经蒸馏、电渗析、离子交换等处理，除去杂质，即成实验用纯水。实验用水的质量直接影响所配试剂的质量、实验结果的准确度和精密度。

微课/视频2

一、实验用水的质量要求和水质检测

（一）实验用纯水标准

1995年国际标准化组织（Internation Organization for Standardization，ISO）制定了纯水标准，将纯水分为三个级别（表2-1）。2008年国家技术监督局批准实施的《分析实验室用水规格和试验方法》（GB/T 6682—2008）主要参数见表2-2。2018年国家卫生健康委员会发布的《临床实验室试剂用纯化水》（WS/T 574—2018）主要参数见表2-3。

微课/视频3

表2-1 国际标准化组织纯水标准（ISO 3696：1995）

指标	Ⅰ级	Ⅱ级	Ⅲ级
pH（25℃）	—	—	5.0~7.5
最大电导率（mS/cm，25℃）	0.01	0.1	0.5
蒸发残渣（mg/kg，110℃）	—	1.0	2.0
最大吸光度（254nm，1cm 比色杯）	0.001	0.01	—
SiO_2最大量（mg/L）	0.01	0.02	—
最大耗氧量（mg/L）	—	0.08	0.4

表2-2 分析实验室用水规格标准（国家技术监督局 GB/T 6682—2008）

级别	Ⅰ级	Ⅱ级	Ⅲ级
外观（目视观察）	无色透明	无色透明	无色透明
pH（25℃）	—	—	5.0~7.5
最大电导率（mS/cm，25℃）	≤0.01	≤0.10	≤0.50
可溶性硅［以 SiO_2 计，（mg/L）］	≤0.01	≤0.02	—
吸光度（254nm，1cm 光程）	≤0.001	≤0.01	—
可氧化物质（以 O 计，mg/L）	—	≤0.08	≤0.4
蒸发残渣［（105℃±2℃），mg/L］	—	≤1.0	≤2.0

表2-3 临床实验室试剂用纯化水标准（国家卫生健康委员会 WS/T 574—2018）

指标	要求
电阻率	电阻率应≥10MΩ·cm（25℃），或者电导率≤0.1μS/cm（25℃）

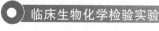

续表

指标	要求
总有机碳（TOC）	<500ng/g（ppb）
微生物总数	微生物总数<10CFU/ml
微粒数	直径0.22μm以上的微粒数量<1个（不可检出）

临床实验室试剂用纯化水标准（WS/T 574—2018）中还提到，对于绝大多数特殊试剂用纯化水，如无相关标准和特定要求，可以参照如下要求：①电阻率≥18MΩ·cm（25℃）；②TOC<10ng/g（ppb）；③微生物总数<10CFU/ml；④直径0.22μm以上的微粒数量<1个（不可检出）。

（二）实验用纯水的使用与用途

美国病理学家协会（College of American Pathologists，CAP）、美国临床和实验室标准化协会（Clinical and Laboratory Standards Institute，CLSI）规定的实验用纯水用途见表2-4。不同等级水在临床实验室的用途不一，一般选用Ⅱ级水，特殊实验如酶活性测定、电解质分析等应选用Ⅰ级水，Ⅲ级水用于仪器、器皿的自来水清洁后冲洗。

表2-4 CLSI、CAP规定等级纯水的用途

	级别	用途
CLSI	Ⅰ	原子吸收、火焰光度、电解质、荧光、酶、高灵敏度色谱、电泳、参比液、缓冲液
	Ⅱ	一般实验检验、玻璃器皿冲洗
	Ⅲ	玻璃器皿洗涤，要求不高的定性试验
CAP	Ⅰ	原子吸收、火焰光度、酶、血气及pH、电解质、无机元素、缓冲液、参比液
	Ⅱ	一般实验室检验，血液学、血清、微生物检验等
	Ⅲ	普通定性测定、尿液检验、组织切片、寄生虫、器皿洗涤

（三）水的纯度检查

首先用电导率仪测定其电导率或电阻率，然后可用特定试剂检测水中可溶性硅、Ca^{2+}、Mg^{2+}、Cl^-、SO_4^{2-}等成分的含量。

1. 电阻率 用电导仪或兆欧表测定。用电导仪测得电导率，与电阻率可进行换算。电导是电阻的倒数，单位为西门子（S），即$1S = 1Ω-1$；每cm长的电导为电导率（S/cm）。电导仪表头读数单位为μS/cm，$1μS/cm = 1 × 10^{-6}S/cm$，即当电导仪读数为1时，其电阻率为$1 × 1 × 10^6Ω$（1MΩ）·cm。

2. 可溶性硅定性检验 方法如下：纯水10ml加入1%的钼酸溶液15滴，草酸硫酸混合液（4%草酸1份加4mol/L H_2SO_4 3份）8滴，摇匀，置室温10分钟，滴加1%硫酸亚铁溶液5滴摇匀，以不显蓝色为合格（≤0.05mg/L）。

二、实验用水的制备方法

（一）蒸馏法

利用水与杂质的沸点不同，将自来水（或天然水）在蒸馏器中加热汽化，然后冷凝水蒸气即得蒸馏水。按蒸馏次数可分为一次、二次和多次蒸馏法。蒸馏水是实验室中常用的较为纯净的洗涤剂和溶剂，可以满足普通分析实验室的用水要求。蒸馏法制水的优点是操作简单、效果好，适用于用水量较小的实验室。但其耗能大，冷却水消耗亦多，同时需注意管道的清洁。蒸馏水在25℃时其电阻率为$1 × 10^5Ω/cm$左右。

（二）离子交换法

当水流过装有离子交换树脂的交换器时，水中的杂质离子通过离子交换柱（内装阴、阳离子交换树脂）被除去的方法称离子交换法。

离子交换树脂是人工合成的带有交换活性基团的多孔网状结构的高分子化合物，在网状结构的骨架上，含有许多可与溶液中的离子起交换作用的"活性基团"。根据树脂可交换活性基团的不同，离子交换树脂被分为阳离子交换树脂和阴离子交换树脂两大类。当水通过阳离子交换树脂时，水中的 Na^+、Ca^{2+} 等阳离子与树脂中的活性基团（—H^+）发生交换；当水通过阴离子交换树脂时，水中的 Cl^-、SO_4^{2-} 等阴离子与树脂中的活性基团（—OH^-）发生交换。所以离子交换法制备纯水时的过程是水中的杂质离子先通过扩散进入树脂颗粒内部，再与树脂的活性基团中的 H^+ 和 OH^- 发生交换的过程。

离子交换法主要有两种制备方式：①复床式，即按阳床－阴床－阳床－阴床－混合床的方式连接并产生去离子水，便于树脂再生；②混床式（2~5 级串联不等），去离子效果好，但再生不方便。

由于树脂是多孔网状结构，具有很强的吸附能力，可以同时除去电中性杂质，又因交换柱本身就是一个很好的过滤器，所以颗粒杂质可以一同除去。本法得到的去离子水纯度较高，25℃时电阻率达 $5 \times 10^6 \Omega \cdot cm$ 以上。

（三）电渗析法

该法是将自来水通过电渗析器，在外加直流电场的作用下，利用阴、阳离子交换膜分别选择性地允许阴、阳离子透过，使一部分离子透过离子交换膜迁移到另一部分水中去，从而实现一部分水纯化的方法。电渗析器主要由离子交换膜、隔板、电极等组成。离子交换膜是整个电渗析器的关键部分，是由具有离子交换性能的高分子材料制成的薄膜。阳离子交换膜（阳膜）只允许阳离子通过，阴离子交换膜（阴膜）只允许阴离子通过。电渗析水的电阻率一般在 $10^4 \sim 10^5 \Omega \cdot cm$。本法适用于处理含有离子杂质较多的水，如海水淡化。

（四）反渗透法

它是一种利用反渗透膜除去无机盐、有机物（分子量 < 500）、细菌、病毒等的技术，产出水的电阻率能较原水的电阻率升高近 10 倍。常用的反渗透膜有醋酸纤维素膜、聚酰胺膜和聚砜膜等，膜的孔径为 $0.0001 \sim 0.001 \mu m$。

（五）活性炭吸附法

活性炭吸附法是采用活性炭柱处理自来水，除去有机物的方法。活性炭是广谱吸附剂，可吸附气体成分、细菌和某些过渡金属等。该法作为各种制备纯水配套的一种措施。

（六）纯水器系统

目前临床实验室多在本地利用纯水系统制备纯水，其中的纯水器是有效地把纯化水技术的工作原理集中在一台纯水机上，其基本装置包括机械过滤、活性炭吸附、反渗透膜过滤、紫外线消解、离子交换单元和 $0.2 \sim 0.45 \mu m$ 滤膜过滤。

三、实验用水的储存方法

在实际工作中，应重视纯水的贮存、运输和使用过程，防止纯水等级下降。一般选用聚乙烯或聚丙烯桶（瓶）贮存，贮存时间不宜太长。使用时应避免一切可能的污染，切勿用手接触纯水或容器内壁。

（马　洁）

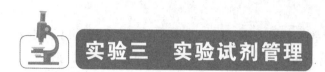 实验三 实验试剂管理

PPT

临床生物化学检验实验中，经常需要采购试剂和试剂盒、配制实验试剂，检验人员应熟悉化学试剂的品级规格及其用途，熟悉试剂盒的选择原则，以便在实际工作中能正确选用。

一、化学试剂规格要求

化学试剂是指为实现化学反应而使用的化学药品。我国参照进口化学试剂的质量标准，对通用试剂制定四种常用规格：一级试剂（即保证试剂，一般瓶上用绿色标签，guaranteed reagent，GR）、二级试剂（即分析纯试剂，一般瓶上用红色标签，analytical reagent，AR）、三级化学纯试剂（即化学纯试剂，一般瓶上用深蓝色标签，chemical pure，CP）和四级实验试剂（即实验试剂，一般瓶上用黄色标签，laboratory reagent，LR）。对特殊用途的试剂另作规定，如用于色谱分析试剂为色谱纯试剂。化学试剂的品级、纯度和用途见表3-1。

表3-1 一般化学试剂的品级、纯度和用途

品级	一级试剂	二级试剂	三级试剂	四级试剂
国内标准	优级纯（保证试剂）	分析纯（分析试剂）	化学纯	实验试剂
	GR	AR	CP	LR
	绿色标签	红色标签	蓝色标签	黄色标签
国外标准	AR	CP	LAP	
	纯度高、杂质含量低，适用于研究和配制标准液	纯度较高、杂质含量较低，适于定性和定量分析	质量略低于二级试剂，用途近二级试剂	纯度较低，用于一般定性试验

二、化学试剂的使用

（一）化学试剂的选用原则

实验中选择何种品级试剂，应根据检验方法的要求及样品中被测物含量来决定，应把试剂的选用标准和要求与方法的精密度和灵敏度结合起来加以考虑。干扰因素较多、含微量被测物的样品测定时，必须选用品级、纯度较高的试剂，如微量元素测定必须用一级试剂；作为标准物的试剂须选用品级高的试剂；一般的定性检验可选用实验试剂。试剂纯度越高，由试剂引起的误差就越小。

（二）化学试剂的采购

采购剧毒化学品、爆炸品、易制爆化学品和易制毒化学品等管制类危险化学品时，申购人提交的采购申请须经二级单位分管领导审批并加盖公章后报危险化学品管理中心审核，由危险化学品管理中心按照公安部门的要求办理许可证后购买及备案。

（三）化学试剂使用的注意事项

1. 核对瓶签 所用试剂必须有瓶签，应核对品级、纯度、含有成分的百分率和不纯物（杂质）的最高数据及化学分子式。

2. 观察试剂性状有无变质 有些化合物本身不稳定，经过长期贮存会逐渐发生分解、氧化、还原、聚合、升华、蒸发、沉淀析出等变化。一旦出现浑浊、沉淀、颜色改变等，一般不再使用，应弃

之。有的可重新蒸馏纯化后再用。

三、实验试剂的配制与管理

试剂配制分为两大类：一类是直接配制法，适用于标准溶液和一般溶液配制；另一类是间接配制法，适用于不易称重的固体试剂和含量不准的液体试剂，即先配出大约浓度的溶液，再用标准溶液标定出准确的浓度，如酸碱溶液、$KMnO_4$溶液、$Na_2S_2O_3$溶液的配制。试剂配制与管理有一定的要求和使用原则。

（一）登记

建立试剂登记与双查双签制度。配制者应在试剂登记簿上登记试剂配方，配方应体现原试剂级别、浓度、pH、加入先后顺序、配制方法及配制总量等。要求计算准确，固体试剂和液体试剂应以瓶签所注明的化学式、比重和百分含量作为计算组成量的依据，特别是某些带结晶水的试剂。配制总量应根据其工作量与试剂保存期限来确定。最后由另一人核对并双人签名。

（二）试剂恒重

部分化学试剂在存放过程中会吸收空气中的水分，用适当的方法除去吸收的水分，使试剂恢复到吸潮前的状态，这一过程称为恒重。需要恒重的试剂在使用前必须进行恒重，应注意不同试剂的恒重方法不尽相同。

（三）试剂的纯化与称重

部分试剂本身纯度不够，或在贮存过程中会发生氧化（如邻甲苯胺、胆红素等）、分解（如丙烯酰胺）、聚合（如甲叉双丙烯酰胺）等反应，使其变得不符合使用要求，需要在使用前对这些试剂进行一定的处理，使其纯度满足要求。试剂的称重是决定所配试剂浓度准确与否的关键环节，称重必须准确。一般称取固体试剂，应采用称量瓶、玻璃纸等盛放；对易潮解、易挥发的试剂称量应迅速；标准物需用万分之一天平称取。

（四）溶剂

试剂配制中的溶剂一般为蒸馏水或去离子水，特殊试剂或非水作溶剂的试剂应清楚注明。蒸馏水的水质（即外观、pH、氯化物及硫酸盐等指标）必须符合规定。配制一些特殊要求的试剂时，所用的蒸馏水还需做特殊处理，如微量元素测定用水必须经双重蒸馏，血氨测定要用无氨蒸馏水。

试剂配好后要在试剂瓶上写明名称、浓度、配制时间，必要时还应注明用途、用量。

（五）试剂的保管

为了保证试剂质量，延长试剂有效期，科学存放试剂至关重要。妥善保管试剂具有两方面含义：一是保证安全，如剧毒、麻醉、易燃、易爆、腐蚀品等的保管；二是保证质量，防止变质。

剧毒化学品和爆炸品必须保存在危险化学品仓库。危险化学品应分类存放，相互之间保持安全距离。化学性质或防火、灭火方法相互抵触的危险化学品，不得在同一储存室内存放。危险化学品的存放区域应设置醒目的安全标志，配置危险化学品安全技术说明书。剧毒化学品、爆炸品以及第一类易制毒化学品的管理必须严格遵守双人领取、双人运输、双人双锁保管、双人使用、双人记录的"五双"制度，易制爆危险化学品和其他易制毒化学品实行双人双锁、双人记录管理。

四、生化试剂盒的选择与使用

商品试剂与校准品按检测项目组合成一套放在一个包装盒内叫试剂盒。在临床工作中，生化检验指标的检测多采用商品化的试剂盒，同一项目可有很多厂家生产的产品供检验人员选择。

（一）生化检验试剂盒的类型

临床生化诊断试剂按剂型分类有液体型、粉剂型、片剂型；按试剂种类分类有单一试剂、双试剂、多试剂等。目前以液体型为主要剂型，其优点是试剂组分高度均一、瓶间差异小、测定重复性好、使用方便；无需加入任何辅助试剂及蒸馏水，避免了外源性水质对试剂的影响；性能较稳定，测定结果较为准确。缺点是保存时间较短，不利于运输。液体型试剂分为液体单试剂和液体双试剂。

1. 液体单试剂 将某种生化检验项目所用到的试剂按一定顺序科学地混合在一起，组成一种试剂即为液体单试剂。应用时，需将标本和试剂按一定比例混合，即可进行相应的生化反应，然后用适当的方法检测结果。具有操作简便快速、测定结果可靠等优点。但对有些生化检验项目来说，存在抗干扰能力差的缺点，给测定结果带来较大的分析误差。例如，甘油三酯酶法测定的一步法试剂，由于未消除样品中的游离甘油，使测定结果中包括了内源性甘油（平均约为 0.11mmol/L），会给甘油三酯的测定值带来较大的误差。类似的情况还见于维生素 C、尿酸和胆红素对 Trinder 反应（酶偶联终点比色法）的干扰，内、外源性 NH_4^+ 对尿素酶法测定的干扰，以及内源性丙酮酸对 ALT、AST 测定的干扰等。

2. 液体双试剂 就是将生化检测项目所用到的试剂，按用途科学地分成两类，分别配成两种试剂，第一试剂加入后可起到全部或部分消除某些内源性干扰的作用，第二试剂为启动被检测物质反应的试剂，两种试剂混合后才共同完成被检项目的生化反应。它保持了单试剂的优点，增强了抗干扰能力和试剂的稳定性，提高了测定结果的准确性。

（二）选购试剂盒的一般要求和注意事项

1. 选购试剂盒的一般要求 ①所采用的测定方法特异性好，灵敏度、准确度、精密度等符合国家卫健委临床检验中心、IFCC、WHO 等推荐的方法性能；②试剂盒的储存期应尽可能长；③水溶性、低黏性、无腐蚀、无毒害、不爆炸、不易燃、不污染环境；④所用校准品或标准参考物符合国家卫健委临床检验中心、IFCC、WHO 推荐的标准和要求。

2. 选购试剂盒的注意事项 ①首先要仔细阅读试剂盒的说明书，对试剂盒选用方法有所了解。对试剂盒的组成、方法性能指标加以分析，是用于手工操作，还是用于自动分析仪。属于后者，其实验参数是否与本单位自动分析仪的实验参数相符；②有无国家药品监督管理局的批准文号。凡已列入国家卫健委临床检验体外诊断试剂审批管理范围的试剂盒，没有生产批准文号的，不得使用。有生产批准文号，也需考察生产厂家的信誉；③对试剂盒的包装、理学性能、方法学性能指标进行考察和检测，并经实际应用，符合说明书规定及本室实验要求者方可选购；④根据本单位的日工作量、分析仪试剂用量、稳定期等因素综合分析，应选购合适包装，近期出厂的产品；⑤注意季节对试剂质量的影响。一般在气温较低的季节购买试剂，防止试剂盒在运输途中变质。

（马　洁）

实验四　常用实验器材的使用和维护

PPT

临床生物化学检验实验常用器材包括玻璃器皿、加样器、水浴箱、离心机等。掌握这些常用器材的正确使用和维护方法，对保证实验结果的准确性至关重要。

一、玻璃器皿的分类、清洗与使用

（一）玻璃器皿的分类

玻璃器皿分为容器类和量器类。容器类玻璃器皿为常温或加热条件下物质的反应容器和贮存容器，包括试管、烧杯、锥形瓶、滴瓶、漏斗等。量器类玻璃器皿用于计量溶液体积，包括量筒、移液管、吸量管、容量瓶、滴定管等。

（二）普通玻璃器皿的清洗

根据实验目的不同，清洗液的种类和配置方法也不同，冲洗方法也不同。

1. 新购玻璃器皿的清洗　新购的玻璃器皿表面常附着有游离的碱性物质，可按照下列程序清洗：①选用大小合适的毛刷，用肥皂水（或去污粉）洗刷内外表面（内壁用旋转手法刷洗）；②用自来水冲洗至容器壁不挂水珠；③在 1%~2% 盐酸溶液中浸泡过夜（不少于 4 小时）；④用流水冲洗干净；⑤用蒸馏水冲洗 2~3 次；⑥在 100~130℃烘箱内烤干或倒置在架子上备用。

2. 使用过的玻璃器皿的清洗　容器类玻璃器皿使用后应立即浸泡于清水中，以免沾污物质干涸。清洗时按照下列程序操作：①用自来水洗刷至无污物；②选用大小合适的毛刷蘸取去污粉（掺入肥皂粉）刷洗器皿内外（内壁用旋转手法刷洗）；③用自来水冲洗干净；④用蒸馏水冲洗 2~3 次；⑤烤干或倒置在清洁处，干后备用。

量器类玻璃器皿使用后应立即浸泡于凉水中，勿使物质干涸。清洗时按照下列程序操作：①用流水冲洗，除去附着的试剂、蛋白质等物质；②晾干，在铬酸洗液中浸泡 4~6 小时（或过夜）；③用自来水充分冲洗干净；④用蒸馏水冲洗 2~4 次，晾干备用。

3. 清洁液的配制和使用　清洁液的配方有数种（表 4-1），可按需要选用。

表 4-1　清洁液的配方

配方	1	2	3
重铬酸钾（g）	80	50	200
工业用浓硫酸（ml）	100	900	500
水（ml）	1000	100	500

配制时，先将重铬酸钾溶于水中，加热助溶，待冷。然后将工业用浓硫酸缓慢加入上液中，边加边搅拌，切勿过快，以免产生高热使容器破裂。切忌把重铬酸钾溶液向硫酸中倾倒。配制时，根据用量选用烧杯或陶瓷缸作容器。因其吸水性较强，故应加盖贮存，盛放清洁液的容器应放置在无人走动的固定位置。

清洁液的腐蚀性强，使用时注意不要溅在皮肤和衣服上。如果清洁液的颜色逐渐变为绿色，表示效力降低，可再加入适量的重铬酸钾和浓硫酸，继续使用；如已变成黑色，则不能再用。

清洁液适用于事先清洗过但未能洗净的玻璃器皿，但需在器皿干燥后浸泡。未清洗或未消毒的器皿不要直接浸泡于清洁液中，否则会使清洁液迅速失效，降低洗涤能力。

（三）普通玻璃器皿的使用

1. 量筒　是实验中常用的度量液体的量器，用于不太精密的液体计量。量筒不能用作反应容器，不能装热的液体，更不可对其加热。

使用时根据需要选用各种不同容量规格的量筒。例如量取 8ml 液体时，应选用 10ml 量筒（测量误差为 ±0.1ml）；如果选用 100ml 量筒量取 8ml 液体体积，则至少有 ±1ml 误差。

读取量筒刻度值时，一定要使视线与量筒内液面（半月形弯曲面）的最低点处于同一水平线上，否则会增加体积的测量误差。

2. 容量瓶　主要是用于把精密称量的物质配制成准确浓度的溶液，或是将准确容积及浓度的浓溶液稀释成稀溶液。

容量瓶是一种细颈梨形的平底瓶，瓶颈上有环形标线，表示在所指温度下（一般为20℃）液体充满至标线时的容积。常用的容量瓶有 25ml、50ml、100ml、250ml、500ml、1000ml 等规格。

容量瓶与瓶塞要配套使用，使用前应检查是否漏水。工作中不要一次性地将溶液加至刻度。不宜用容量瓶长期存放溶液。另外，容量瓶不能在烘箱中烘烤，不许以任何形式对其加热。

3. 吸量管　是用于准确量取一定体积液体的量出式的玻璃量器，常用的吸量管有三类：奥氏吸量管、移液管和刻度吸量管。

刻度吸量管常用于量取 10ml 以下任意体积的液体。每根吸量管上都有许多等分刻度，刻度标记有不同方式，常见的有全流出式和不完全流出式两种。全流出式吸量管的上端常标有吹字，刻度包括尖端部分，欲将所量取液体全部放出时，应将管尖的液体吹出。不完全流出式吸量管的刻度不包括吸量管的最下部分，使用时放液至相应的容量刻度线处即可。为便于准确快速地选取所需的吸量管，国际标准化组织统一规定：在刻度吸量管的上方印上各种彩色环，不完全流出式在单环或双环上方再加印一条宽 1~15mm 的同颜色彩环，其容积标志见表 4－2。

表 4－2　刻度吸量管的容积标志

标准容量（ml）	0.1	0.2	0.25	0.5	1	2	5	10	25	50
色标	红	黑	白	红	黄	黑	红	橘红	白	黑
环数	单	单	双	双	单	单	单	单	单	单

用吸量管移取溶液时，应规范操作。移取溶液时，用右手的大拇指和中指拿住管上方，无名指和小指分置吸量管前后协助固定，示指向上配合左手操作。吸量管下端插入溶液中 1~2cm，左手用吸耳球慢慢将溶液吸入管内。当液面升高到刻度以上时，立即用右手的示指按住管口，将吸量管下口提出液面，管的末端靠在盛溶液器皿的内壁上，略放松示指，使液面平稳下降，直到溶液的弯月面与标线相切时，立即用示指压紧管口，使液体不再流出。取出移液管（吸量管），以干净滤纸片擦去吸量管末端外部的溶液，然后插入承接溶液的器皿中，使管的末端靠在器皿内壁上。此时吸量管应垂直，承接的器皿倾斜，松开示指，让管内溶液自然地沿器壁流下，等待 10~15 秒后，拿出吸量管。

4. 试管　常用规格为 10mm×75mm、13mm×100mm、15mm×150mm 等，用玻璃或塑料制成。试管规格和质量的选择依实验而定。现在实验室多使用化学清洁的一次性试管，以保证实验的质量。

5. 烧杯　是用于盛放液体、加热和溶解试剂时常用的玻璃器皿，经常与容量瓶配合使用。使用时切勿用手接触其内壁，溶解或混匀试剂时可用玻璃棒轻轻搅拌助溶或助匀。烧杯内试剂倾入容量瓶时，注意多次冲洗烧杯，一并倾入容量瓶内。

6. 漏斗　多用于过滤和收集沉淀物。在定量分析中，选用大小合适的滤纸，对角折叠两次后 1∶3 分开放入漏斗内，纸的边缘不能超出漏斗上缘，滤纸的大小要与欲过滤液量相配，过大会使滤液回收量减少、所含成分浓缩从而影响实验的结果。

二、微量移液器的使用

微量移液器是精密量器，只能在特定的量程范围内使用，使用时应选用量程合适的微量移液器。微量移液器下端可装卸可更换的吸液嘴（吸头），用微量移液器上方的"推进按钮"定量采取液体。微量移液器有固定式和可调式两种，在使用可调式微量移液器时，需要用选择旋钮先将容

微课/视频 4

量调至所需容量刻度上。然后按下列步骤操作：①在吸液杆上安装与吸取量匹配的吸液嘴，套紧；②右手握住微量移液器，用拇指把"推进按钮"向下按到第一静止点（第一档位），将吸液嘴尖头浸入样品或溶液中1~3mm深度，再缓缓放开"推进按钮"，使其返回原处，停留1~2秒后，将吸液嘴离开标本或溶液；③目测吸入液体体积是否合理，注意不要有气泡，拭干吸液嘴外部残液；④把吸液嘴尖头轻轻地接触容器内壁，呈15°~20°角倾斜，将"推进按钮"向下按到第一静止点（第一档位），停留1~2秒，再将"推进按钮"向下按到第二静止点（第二档位），排出尖头中的残液；⑤使用完毕，按下卸吸液嘴按钮，吸液嘴退出，安装新的吸液嘴进行下一步操作。

微量移液器使用时，应注意以下事项：①避免将微量移液器直接与液体接触。不使用时，也应插上塑料吸液嘴，以免流体或杂质吸入管内，导致阻塞，吸液嘴与吸液杆的连接必须匹配密合；②吸液嘴在使用前须经湿化，即在正式吸液前将所吸溶液吸放2~3次。另外，有些新购的吸液嘴是经硅化过的，这有利于减少液体的吸附；③加样器每年应检验校准2~3次，以保证加样的准确性；④使用后调至最大量程。

三、水浴箱的使用

目前，实验室用水浴箱多为电热恒温水浴箱，加热方式多为U型浸入式电热管加热，温度控温采用数字式电子控温，读数直观准确，在使用范围内可任意调节。

1. 使用方法 ①先加水于水箱内，再接通电源。打开电源开关，电源指示灯亮表示电源接通；②将温度选择开关拨向设置端，调节温度选择旋钮，同时观察显示读数，设定所需的温度值（精确到0.1℃）；③当设置温度值超过水温时，加热指示灯亮，表明加热器已开始工作。④在水温达到设置水温时，恒温指示灯亮，加热指示灯熄灭，此时加热器停止工作。

2. 注意事项 ①箱外壳必须有效接地；②在未加水前，切勿接通电源，以防止电热管内的电热丝被烧坏。

四、离心机的使用

离心机是利用离心力把溶液中的颗粒进行分离的一种仪器。根据离心机转速的不同常将离心机分为普通离心机（最高转速4000r/min）、高速离心机（最高转速20000r/min）和超速离心机（最高转速100000r/min以上）。下面以普通离心机为例，说明离心机的使用方法。

使用离心机前，应先检查离心机转动状态是否平稳，以确定离心机性能；检查套管与离心管大小是否相配，套管是否铺好软垫（用棉花或橡皮）。使用过的套管底部有无碎玻片或漏孔（碎玻片必须取出，漏孔须修补好），检查合格后，每一对离心管放入一对套管中，然后连套管一起分置天平两侧，用滴管向较轻的一侧离心管与套管之间加水，直至天平两侧平衡为止。将各对已平衡的套管连同内容物放置于离心机内，两根等重的管必须放于对称位置。

放妥后，接通电源开关，逐步扭动转速旋钮，缓慢增加离心机转速，直至所需的转速即开始计时。到达规定时间后，仪器将自动归零。待离心机停稳后，将离心管和套管一同取出。

（马　洁）

实验五　实验报告的书写

实验课使学生掌握临床检验技能，培养学生动手能力、观察能力、分析问题、解决问题的能力，巩固和深化所学的基础和临床知识，同时也是学习撰写科学研究论文的过程。将实验的全部过程和结果写成文字材料就构成了实验报告。实验报告是反映实验过程和结果的书面材料，完整地记录实验的全过程，并包括对实验结果的分析和总结。

一、实验报告的书写要求

实验报告的写作水平是衡量学生实验成绩的一个重要方面，实验报告必须独立完成，禁止抄袭。

实验报告在写作上应具有正确性、客观性、公正性、确证性和可读性等五个特点。在正确性方面，要求实验报告的实验原理、方法、数据、结论和实验报告的表述均是准确无误的。在客观性方面，要求实验人员以客观的态度观察实验和记录现象，而且在写作时也要客观、忠实地报告实验结果。在公正性方面，要求实验人员在描述实验和报告实验结论时不能带有任何偏见。在确证性方面，要求在实验报告中提到的实验结果是要能被证实的，不但要经得起自己的重复和验证，而且要经得起其他人的重复和验证。在可读性方面，实验报告的写作应符合语法的规范要求，并具有简洁、流畅的写作风格。

二、实验报告的书写内容

一般情况下，实验报告的书写应包括如下内容。

（一）实验目的

明确实验课要达到的目的，使实验在明确的目的指引下进行。

（二）实验原理

学生在老师讲解的基础上，按自己的理解，用简明扼要的文字、框图或化学反应式将实验原理表述出来。其是学生反复理解思考经过再加工的原理，而不是机械的照抄。

（三）实验材料、仪器和主要试剂

写出主要或关键的试剂名称、成分及其作用。主要试剂是指直接与原理有关的或直接影响实验成败的试剂。促使学生去思考试剂的作用，有助于认识和理解实验的原理和特点。

（四）实验操作步骤

根据具体的实验写出主要的操作步骤、流程图或工作表。进一步回顾实验全过程，有助于学生理解实验的设计和每步的目的意义，在操作步骤中写出对相关问题的理解。

（五）实验记录

正确及时地记录原始数据和观察到的现象，不得涂改，培养学生实事求是、严谨的工作作风和良好的工作习惯。

（六）结果计算

列出计算公式，并代入原始数据进行计算，加深对公式的理解和应用，要求学生对检验过程和结果要知其然，还要知其所以然。

（七）结果报告

按临床检验结果报告方式发出报告，并注明参考区间。

（八）临床意义

简要说明该项目异常主要见于哪些生理和病理情况。

（九）讨论和体会

该部分是学生回顾、反思、总结、归纳所学知识的过程，学生可自由发挥，围绕实验相关问题进行讨论。即使得出的结果不理想，也可通过分析讨论，找出原因和解决的办法。

（马　洁）

第二章 实验室仪器性能评价

 实验六 分光光度计的使用和性能检查

PPT

分光光度计是一种用于测量物质对特定波长光的吸收或透射能力的仪器，在科学研究、化学分析、生物学和医学等领域具有广泛的应用价值。

一、分光光度计的使用

【实验目的】

掌握分光光度计的正确使用方法；熟悉分光光度计的操作流程和注意事项；了解分光光度法的基本原理。

【实验原理】

当特定波长的单色光穿透物质溶液时，该物质能吸收部分光能，溶液中单位体积内物质的质点数越多，其对该特定波长光的吸收作用越显著。分光光度法是利用物质对特定波长的光吸收或透射来测定物质含量的技术，其定量的基础为 Lambert – Beer 定律。根据 Lambert – Beer 定律，当一束平行单色光通过均匀、无散射现象的溶液时，在单色光强度、溶液温度等条件保持恒定的情况下，溶液对光的吸收度（A）与溶液浓度（C）及溶液厚度（b）的乘积成正比。

$$A = \lg \frac{I_0}{I} = \lg \frac{1}{T} = k \times b \times c \tag{6-1}$$

式中，I_0 为入射光强度；T 为透射率；I 为透射光强度；k 为吸光系数。

由式 6-1 可以看出，当入射光、溶液的吸光系数 k 和溶液厚度 b 不变时，吸光度 A 与溶液浓度 c 成正比。不同浓度的同一物质在同一波长的单色光透射下（即吸光系数 k 不变），溶液的吸光度和溶液浓度成正比。

$$A_u : A_s = c_u : c_s \tag{6-2}$$

$$c_u = \frac{A_u}{A_s} \times c_s \tag{6-3}$$

式中，c_u 为待测样本溶液的浓度；A_u 为待测样本溶液的吸光度值；c_s 为标准液的浓度；A_s 为标准液的吸光度值。

【实验仪器和试剂】

1. 仪器

（1）722 分光光度计。

（2）光径 1cm 的普通比色杯或石英比色杯。

2. 试剂

（1）空白溶液　根据实验选择合适的空白溶液，常用蒸馏水或去离子水。

（2）待测样本溶液。

（3）标准品溶液。

【实验步骤】

1. 打开仪器开关，仪器自动进入标准测量模式，待仪器预热 15 分钟后进行测量。

2. 旋转波长旋钮，使波长显示窗显示为所需的分析波长。

3. 打开样本室盖，将空白溶液倒入比色杯中后放入样本池，盖上样本室门。

4. 将功能键设置测试方式为透光率（T）。

5. 将空白溶液推入光路中，按"100% T"功能键进行调百，观察显示器显示 T 值是否为 100%。

6. 打开样本室盖，将挡光块（黑体）置入光路中，盖上样本室盖，按"0.0% T"功能键进行调零，观察显示器显示 T 值是否为 0%。

7. 将空白溶液再次推入光路，观察 T 值是否为 100%，如不是则再次进行调百和调零，直至空白溶液的 T 值为 100%，挡光块的 T 值为 0% 时完成仪器的调整。

8. 在完成仪器的测试和调整后，将温育好的标准品溶液和待测样本溶液分别倒入比色杯，放入样本池中。

9. 将功能键设置测试方式为吸光度（A）。

10. 将标准品溶液拉入光路中，此时显示窗所显示的值即为标准品溶液的吸光度值（A_s）。

11. 将待测样本溶液拉入光路中，此时显示窗所显示的值即为待测样本溶液的吸光度值（A_u）。

12. 根据已知的标准品溶液的浓度（c_s）和测得的吸光度值，采用式 6-3 计算出待测样本溶液的浓度（c_u）。

【实验结果】

根据式 6-3 计算获得待测样本溶液的浓度。

【注意事项】

1. 当日首次使用仪器前请注意至少预热 15 分钟，使仪器进入稳定状态。

2. 在仪器始终处于工作状态，仅切换另一波长进行新的测量时，可以不进行预热，但需从步骤 2 开始重新进行调整。

3. 在测量过程中，如果发现推入挡光块时透过率不为 0%，推入空白溶液时透过率不为 100%，并超过设定范围时，需要重新进行仪器的调整。

4. 若某些型号的仪器没有挡光块，则打开样本室门。此时光路被关闭，用此方法代替挡光块。

5. 在测量结束后，将仪器归位并做好清洁工作，保持仪器干净整洁，以确保下次使用时的准确性和稳定性。

【思考题】

1. 分光光度计的测定原理是什么？

2. 分光光度计测量前调整包括哪些内容？

二、分光光度计的性能检查

【实验目的】

掌握分光光度计的性能检查方法和内容；熟悉分光光度计的组成和结构。

【实验原理】

分光光度计种类很多，包括紫外分光光度计、可见分光光度计以及红外分光光度计等，但无论哪种分光光度计，其通常由光源、单色器、吸收池、检测器和信号处理显示系统等五个部分组成（图6-1），任何一部分出现问题都会影响仪器的分析结果。目前，在临床生化检测中应用最广泛的为722型分光光度计。722型分光光度计属于单波长单光束分光光度计，其工作的波长范围为330~800nm，属于可见光范围，并包含小部分近紫外区域，使用钨卤素灯作为光源。单色器中的色散元件是光栅，可以获得波长范围狭窄且接近特定波长的单色光。该仪器以光电管为光接收元件，根据测得的信号进行计算，提供吸光度、物质浓度等信息。

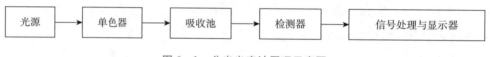

图6-1　分光光度计原理示意图

分光光度计性能检查，主要包括正常工作条件检查、波长准确度与波长重复性检查、光谱带宽检查、透射比准确度及透射比重复性检查、杂散光检查、波长边缘噪声检查、电源电压变化时引起的透射比变化、基线平直度、基线暗噪声、漂移等的检查。通过对这些指标的检查，可以及时发现仪器是否存在问题，保证实验结果的准确性和可靠性。

【实验仪器和试剂】

1. 仪器

（1）低压石英汞灯。

（2）氧化钬玻璃、镨钕玻璃。

（3）可见中性滤光片，透射比约为10%、20%和30%。

（4）石英比色杯。

（5）功率不小于0.5kVA调压变压器。

（6）电压表。

（7）220nm截止滤光片或360nm截止滤光片。

2. 试剂

（1）40g/L氧化钬溶液　在天平上称取干燥过的氧化钬（Ho_2O_3）（基准试剂）4.0g，置于50ml烧杯中，加入体积分数10%的高氯酸溶液溶解，移入100ml容量瓶中，以体积分数10%高氯酸溶液继续稀释至刻度，摇匀并避光保存。

（2）60mg/L重铬酸钾标准溶液　在分析天平上称取干燥过的重铬酸钾（$K_2Cr_2O_7$）（基准试剂）0.060g置于50ml烧杯中，用适量去离子水溶解，加入1mol/L高氯酸1ml，移入1000ml容量瓶中，以去离子水稀释至刻度，摇匀并避光保存。

（3）0.001mol/L高氯酸溶液　取无水冰醋酸（按含水量计算，每1g水加醋酐5.22ml）750ml，加入高氯酸 8.5ml 摇匀，在室温下缓缓滴加醋酐 23ml，边加边摇，加完后再振摇均匀、放冷。加入无水冰醋酸适量定容至 1000ml，摇匀，放置 24 小时，标记为 0.1mol/L 高氯酸溶液。取 0.1mol/L 高氯酸溶液 1ml，加入容量瓶中，再用无水冰醋酸定容至 100ml。

（4）10g/L 碘化钠溶液　在天平上称取干燥过的分析纯碘化钠（NaI）10.0g 置于 100ml 烧杯中，用去离子水溶解，移入 1000ml 容量瓶中，以去离子水稀释至刻度，摇匀并避光保存。

（5）50g/L 亚硝酸钠溶液　在天平上称取干燥过的分析纯亚硝酸钠（NaNO$_2$）50.0g 置于 250ml 烧杯中，用去离子水溶解，移入 1000ml 容量瓶中，再以去离子水稀释至刻度，摇匀并避光保存。

【实验步骤】

（一）正常工作条件检查

检查分光光度计运行的工作环境是否符合要求。

1. 环境温度 5～35℃。

2. 环境相对湿度≤85%。

3. 仪器应放置于平稳的工作台上，不应有强光、强气流、强烈振动和电磁干扰。

4. 环境无腐蚀性气体、烟尘干扰。

5. 供电电源电压 220V±22V，频率 50Hz±1Hz。

（二）波长准确度与波长重复性检查

1. 判断标准　仪器波长准确度及波长重复性不应超过表 6-1 的要求。

表 6-1　仪器波长准确度及波长重复性要求

仪器分级	波长准确度（nm）	波长重复性（nm）
I	±0.3	0.2
II	±0.5	0.3
III	±1.0	0.5
IV	±2.0	1.0

2. 测试方法　在整个波长范围内按每大约 100nm 左右选择一个波长点，用低压石英汞灯作光源，使低压石英汞灯的光照在仪器入射狭缝上，选择能量测量方式，调整汞灯位置使仪器能量达到最大值，测其发射谱线的峰值；也可选用透射比（或吸光度）方式，以空气作参比测量氧化钬溶液（或氧化钬玻璃和镨钕玻璃）的吸收峰波长。单方向对每一组谱线（或吸收峰）按波长顺序依次测量，测量三次，每个波长三次测量值的平均值与参考波长标称值之差为单波长误差，单波长误差中的最大值为波长准确度；每个波长三次测量值的最大值与最小值之差为单波长重复性，所有单波长重复性之中的最大值为仪器的波长重复性。上述不同工具测试结果采纳的优先顺序是：低压石英汞灯、氧化钬溶液、氧化钬玻璃及镨钕玻璃。

（三）光谱带宽检查

1. 判断标准　仪器的光谱带宽应在光谱带宽标称值的（0.8～1.2）倍范围。

2. 测试方法　使用低压石英汞灯的 546.07nm 谱线（如波长范围不能覆盖 546.07nm，则应根据波长覆盖范围依次选用 435.83nm 或 253.65nm 谱线）或仪器内置的氘灯的 656.1nm 特征谱线，采用能量测量方式，设置最小波长采样间隔，测量谱线轮廓。先确定峰高（峰最大能量值与峰两侧背景能量值之差），然后单向移动波长，记录峰高达到 50% 时的波长读数 λ_1 和 λ_2。根据式 6-4 计算光谱带宽。

$$\triangle \lambda = \mid \lambda_1 - \lambda_2 \mid \qquad\qquad (6-4)$$

式中，$\triangle\lambda$ 为光谱带宽；λ_1 和 λ_2 为峰高能量值为 50% 时的波长示值。

（四）透射比准确度及重复性检查

1. 判断标准　仪器透射比准确度及重复性检查不应超过表 6-2 的要求。

表 6-2　仪器透射比准确度及重复性要求

仪器分级	透射比准确度（%）	透射比重复性（%）
I	±0.3	0.1
II	±0.5	0.2
III	±0.8	0.3
IV	±1.0	0.5

2. 测试方法

（1）紫外光谱区透射比测定　光谱带宽 2nm，用装有 0.001mmol/L 高氯酸溶液的石英比色杯作参比，按照仪器说明书要求校准仪器的 100% 和 0%，然后测量 60mg/L 重铬酸钾溶液分别在波长 235nm、257nm、313nm 和 350nm 处的透射比。每个波长测量三次，求平均值与标称值的差值作为单波长透射比误差，取单波长透射比误差的最大值为紫外光谱区透射比准确度；每个波长测量值的最大值与最小值的差值为单波长透射比重复性，单波长透射比重复性中的最大值作为紫外光谱透射比重复性。

（2）可见光谱区透射比测定　光谱带宽 2nm，以空气作参比样品，按照仪器说明书的要求校准仪器 100% 和 0%，然后测量可见中性滤光片在波长 440nm、546nm 和 635nm 处的透射比。每个波长每种滤光片测量三次，求平均值与标称值的差值作为单波长透射比误差，取单波长透射比误差的最大值为可见光谱区透射比准确度；每个波长每种滤光片三次测量值的最大值与最小值的差值为单波长透射比重复性，选取单波长透射比重复性的最大值作为可见光谱区透射比重复性。

（五）杂散光检查

1. 判断标准　仪器杂散光不应超过表 6-3 的要求。

表 6-3　仪器杂散光要求

仪器分级	测试用物质	杂散光
I		0.1
II	10g/L 的碘化钠溶液或	0.3
III	220nm 截止滤光片	0.5
IV		0.7
I		0.1
II	50g/L 亚硝酸钠溶液或	0.3
III	360nm 截止滤光片	0.5
IV		0.7

2. 测试方法

（1）220nm 杂散光的测定　光谱带宽 2nm，波长 220nm，以蒸馏水作参比，校准透射比 100% 和 0%，然后测量 10g/L 碘化钠溶液的透射比，读取此时的透射比示值为仪器在 220nm 处的杂散光测定值；也可以空气作参比，波长 220nm，用测 220nm 截止滤光片透射比的方法测定。

（2）360nm 杂散光的测定　光谱带宽 2nm，波长 360nm，以蒸馏水作参比，测 50g/L 亚硝酸钠溶液的透射比或以空气作参比测定 360nm 截止滤光片的透射比，方法同"220nm 杂散光的测定"，测得 360nm 处的杂散光值。

对于需要测量仪器的极低杂散光数值时，使用适当透射比的衰减片（如1%透射比），校准透射比100%和0%后，先测得参比液加衰减片的透射比值 T_1，再以参比液加衰减片为参比（当原参比是空气时即以衰减片为参比），重新校准透射比100%和0%后，移走参比液和衰减片（当原参比是空气时即移走衰减片）代之以上述标准物质，测得其透射比值 T_2，两者透射比值的乘积 $T = T_1 \times T_2$，即为杂散光值。上述不同工具测试结果采纳的优先顺序是标准溶液、截止滤光片。

（六）波长边缘噪声检查

1. 判断标准 仪器波长边缘噪声不应超过表6-4的要求。

表6-4 仪器波长边缘噪声要求

仪器分级	0%线	100%线
I	0.1	0.3
II	0.2	0.5
III	0.2	0.5
IV	0.2	1.0

2. 测试方法 光谱带宽2nm（对最小光谱带宽大于2nm的仪器用其最小光谱带宽测），采样间隔或积分时间不大于1秒，调整波长后允许稳定5分钟。

量程显示范围为99%~101%，样本和参比皆为空气，分别在仪器波长两端点内缩10nm［（光电（倍增）管型接收器的长波端内缩50nm）］处测量。对仪器进行100%及0%校准操作，定波长扫描100%线3分钟，分别计算图谱上最大值与最小值之差，此即为100%线的波长边缘噪声。量程显示范围为-1%~1%，参比为空气，分别在仪器波长两端点内缩10nm处测量。对仪器进行100%及0%准操作，将样本路挡光，定波长扫描0%线3分钟。分别计算图谱上最大值与最小值之差，此即为0%线仪器波长边缘噪声。

（七）电源电压变化时引起的透射比变化

1. 判断标准 电源电压220V±22V变化时所引起透射比变化不应超过表6-5的要求。

表6-5 电源电压变化时引起的透射比变化要求

仪器分级	透射比变化
I	±0.2
II	±0.3
III	±0.5
IV	±0.5

2. 测试方法 用调压变压器给仪器供电，用电压表读取电压值。仪器工作波长置于500.0nm处，采样间隔或积分时间不大于1秒，电压为220V时，校准仪器透射比100%及0%，用调压变压器改变仪器输入电压，观察仪器在198V、242V时的透射比变化的最大值，此变化值即为该仪器在电压变化时所引起的透射比变化。

（八）其他（如基线平直度、基线暗噪声、漂移、运输、运输储存、外观、仪器成套性）

详见《中华人民共和国国家标准 单光束紫外可见分光光度计》（GB/T 26798—2011）中具体要求和测试方法。

【实验结果】

经各项检查后，判断各项目是否符合要求。

【注意事项】

1. 开机预热 分光光度计需要预热，通常是打开电源，打开样本室盖，预热 15 分钟以上，使仪器的光源、光电管等元件处于稳定平衡状态。

2. 试剂配制 实验中所用各种试剂的准确配制对于实验结果至关重要，因此配制时需要特别注意溶质的准确称量和溶剂的正确体积，实验结果出现异常时，首先要核查所配制的试剂是否符合要求。

3. 校正和维修 如果检测仪器性能不能达到规定要求，则需要按照说明书进行校正和维修，必要时联系厂家的售后服务。

【思考题】

1. 分光光度计性能检查的主要内容是什么？
2. 分光光度计波长准确性的检查常用什么方法？

（唐玉莲）

实验七 自动生化分析仪 340nm 波长实测 K 值测定及重复性试验

PPT

在临床实验室中，许多检测项目都是基于 NADH（NADPH）为指示反应（340nm）的原理来进行检测。由于 NADH（NADPH）缺乏标准品且溶液稳定性差，直接用于酶活性测定存在困难。为了解决这一问题，临床上通常采用涉及 NADH（NADPH）的生化反应途径来进行检测。本实验以己糖激酶法（HK 法）测定葡萄糖为例，介绍以 NADH 为指示反应的实测 K 值测定方法，并通过多次重复测定 NADH 在 340nm 波长处的吸光度，计算变异系数（coefficient of variation，CV）和标准差（standard deviation，SD），以评估检测方法的随机误差。

【实验目的】

掌握自动生化分析仪实测 K 值测定及重复性试验的原理；熟悉实测 K 值测定及重复性试验的计算方法；了解 K 值测定的影响因素。

【实验原理】

1. 实测 K 值测定 酶活性测定通常采用连续监测法进行，在连续监测法中，K 值是一个关键的校正系数，与反应体系的总体积、样本体积、比色杯光径和摩尔吸光系数密切相关。K 值有 3 种类型：理论 K 值、实测 K 值和校正 K 值。由于自动生化分析仪在波长、光径、加样系统和分光系统等方面可能存在偏差，理论 K 值不能准确反映实际测量值。因此，需要通过实测 K 值来校正这些误差，以提高检测结果的准确性。

微课/视频 1

在 HK 法中，葡萄糖在己糖激酶的催化下与 ATP 发生磷酸化反应，生成葡萄糖 - 6 - 磷酸（G - 6 - P）和 ADP。随后，G - 6 - P 在葡萄糖 - 6 - 磷酸脱氢酶（G6PD）的作用下脱氢，生成 6 - 磷酸葡萄糖酸（6 - PG），并同时使 NAD^+ 转变为 NADH。由于 NADH 在 340 nm 波长处具有特定的吸收峰，利用这一特性，根据葡萄糖的消耗量与 NADH 生成量呈等摩尔关系，用葡萄糖标准液参与上述反应达终点，在 340nm 波长处测定吸光度，即可计算出 NADH 的实际摩尔吸光系数（ε'）和实测 K 值。

2. 重复性试验 又称"批内精密度"，是在一组重复性测量条件下的测量精密度，目的是测定候选方法的随机误差。评价指标是 CV 和 S。CV 越小，精密度越好，反之则差，故称其为不精密度。自动生化分析仪 340 nm 波长实测 K 值测定的重复性试验，是指对 340nm 波长处 NADH 的吸光度进行多次重复测定，通常至少 10 次（$n \geqslant 10$），根据测定值的平均值和标准差，计算 CV。

【实验仪器和试剂】

1. 仪器 自动生化分析仪。

2. 试剂

（1）HK 法葡萄糖检测试剂盒，试剂主要成分及浓度见表 7-1。

表 7-1 HK 法测定葡萄糖检测试剂盒的试剂组分

	组成成分	浓度
R1	ATP	1.4mmol/L
	NAD^+	0.8mmol/L
	G-6-PD	3800U/L
	三乙醇胺缓冲液（pH7.5±0.2）	50mmol/L
R2	HK	2500U/L
	适量保护剂和稳定剂	

（2）5.55mmol/L 葡萄糖标准液。

【实验步骤】

1. 工作试剂配制 临用前试剂按 R1：R2 =2：1 比例混合为工作试剂。

2. 自动化分析主要参数 见表 7-2。

表 7-2 HK 法测定葡萄糖自动生化分析主要参数

名称	参数	名称	参数
样本量	60μl	温度	37℃
试剂量	250μl	反应时间	300~600s
主波长	340nm	测定模式	终点法
副波长	405nm	定标方法	单点定标

3. 手工检测加样 取葡萄糖标准液 10μl，加入工作试剂 1.0ml，作为测定管。另取一管加入蒸馏水 10μl 和工作试剂 1.0ml，作为空白管。各管混匀后 37℃水浴 10 分钟，于 340nm 波长处测定吸光度，重复测定 10 管。将测定管减去空白管后的吸光度值记录在表 7-3 中。

表 7-3 340nm 波长处测定吸光度值

编号	1	2	3	4	5	6	7	8	9	10
A										

4. 计算 根据公式计算 NADH 的实际摩尔吸光系数（ε'）和实测 K 值。

【实验结果】

统计处理与计算

（1）计算 10 个吸光度值的平均值（$\bar{A}$）、CV 和 S，根据 CV 值判断重复性试验的随机误差大小是否可被接受。

$$\bar{A} = \frac{A_1 + A_2 + \cdots + A_{10}}{10}$$

$$S = \sqrt{\frac{\sum (A_i - \bar{A})^2}{10 - 1}}, \quad i = 1 \sim 10$$

$$CV = \frac{S}{\bar{A}} \times 100\%$$

本次重复性试验的判断标准为：$CV < 5\%$。如果 $CV \geqslant 5\%$，则表明重复性较差，可能存在较大的随机误差。在此情况下，应重新做 10 管，直到 $CV < 5\%$，以确保实验结果的准确性和可靠性。

（2）计算 NADH 实际摩尔吸光系数（ε'）

根据酶促反应达终点时，NADH 的生成量与葡萄糖的消耗量呈等摩尔关系，即

$$c_{NADH} = \frac{c_s \times V_s}{V_t}$$

将其代入 NADH 实际摩尔吸光系数（ε'）的计算公式中得

$$\varepsilon' = \frac{\bar{A}}{c_{NADH} \times d}$$

即可得

$$\varepsilon' = \frac{\bar{A}}{c_{NADH} \times d} = \frac{\bar{A}}{\dfrac{c_s \times V_s}{V_t} \times d} = \frac{\bar{A} \times V_s}{c_s \times V_s \times d}$$

式中，c_s 为葡萄糖标准液浓度，mol/L；V_t 为反应总体积，ml；V_s 为样本体积，ml；d 为比色杯光径，cm。

（3）根据实测 K 值计算公式，代入 NADH 实际摩尔吸光系数（ε'）等计算实测 K 值。

$$K = \frac{V_t \times 10^6}{\varepsilon' \times V_s \times d}$$

式中，10^6 为单位换算；V_t 为反应总体积，ml；V_s 为样本体积，ml；d 为比色杯光径，cm。

【注意事项】

1. 本实验对标准品纯度要求较高，必要时需纯化。

2. 实验前自动生化分析仪需校准，以保持仪器的稳定性和准确性。

3. 为减少随机误差，要求重复测定 10 次。如果 $CV \geqslant 5\%$，说明实验结果的重复性不好，需重新测定，直到 $CV < 5\%$。这一步骤对于保证实验结果的可靠性至关重要。

4. 以 NADH 为指示物的检测系统（如 AST、ALT、LD 等检测项目），在应用实测 K 值时，应确保仪器的分析参数与实测 K 值测定的分析参数相同。

5. 上述实测 K 值测定时应用的试剂与 AST、ALT、LD 等的测定试剂不完全相同。因为摩尔吸光系数还受到溶剂性质的影响，所以该实测 K 值只能校正仪器偏差（波长、温度等）对上述检测结果的影

响，无法校正溶剂性质的影响。

【思考题】

1. 酶活性测定系统的 K 值有哪几类？各有什么优点和缺点？

2. 在以 NAD(P)H 为指示反应的实测 K 值测定时，为什么用葡萄糖作为校准物，而不用 NAD(P) 或 NAD(P)H 作为校准物？

3. 实测 K 值测定的影响因素有哪些？

（唐玉莲）

实验八　自动生化分析仪的检定和校准

PPT

检定是指由具有法定资质的计量机构或专业人员，根据国家或行业标准进行的查明和确认计量器具是否符合法定要求的程序，包括检查、加标记和（或）出具检定证书。校准准则是指在特定条件下，由实验室技术员或专业人员执行的一系列操作，旨在确定计量仪器或测量系统的示值，以及实物量具或标准物质所代表的值与相应被测量的已知值之间的对应关系。

检定和校准都是确保仪器测量结果准确可靠的评定形式，属于量值溯源的有效方法和手段。检定通常依据国家或行业标准进行，周期由标准规定，而校准作为一种更为普遍和常规的活动，通常由实验室或组织按照需要，根据制造商的指导或标准操作程序执行。由于自动生化分析仪的检定和校准在检查内容上比较相近，且校准是一种更为普遍的活动，已成为各临床实验室在实验室认可评估中的常规工作。故本实验主要参照《中华人民共和国医药行业标准　全自动生化分析仪》（YY/T 0654—2017）对自动生化分析仪的校准进行详细介绍。

【实验目的】

掌握自动生化分析仪检定和校准的主要内容；熟悉自动生化分析仪校准的操作方法；了解检定与校准的概念及其在量值溯源性中的作用。

【实验原理】

自动生化分析仪是一种高度精密的医疗设备，通常由多个分系统组成。每个系统对于生化分析仪检测结果的准确性都至关重要。为了维持这些系统的性能，自动生化分析仪需要定期地进行检定和校准。自动生化分析仪的检定和校准通常基于精确测量和量值溯源的科学原理，目的是确保仪器测量结果的准确

微课/视频2　　微课/视频3

可靠。这些检定和校准活动通常包括对各个关键分系统的单独性能检测，确保它们在实际工作中能够达到预期的精确度和稳定性。

（1）温控系统　许多生化反应的速率和酶的活性都受温度的影响，因此温控系统的准确性对于保证生化分析仪的测量结果至关重要。主要包括对加热模块、反应体系或其他温度控制单元的温度准确度、温度波动度等检查。

（2）光路检测系统　通常包括光学组件和光度计，其性能直接关系到测量数据的准确性。主要涉

及杂散光、吸光度线性范围、吸光度准确度、吸光度稳定性、吸光度重复性等检查。

（3）加注系统　其准确性和重复性决定了样本和试剂的精确添加。主要包括对加样器的准确度和重复性的测试。

（4）清洗系统　是前一个生化测试过程中残留的物质通过仪器元件被携带到下一个生化检测反应中导致检测结果显著偏差的原因，通常用样品携带污染率等进行评价。

【实验仪器和试剂】

1. 仪器

（1）全自动生化分析仪　以迈瑞 BS－2800M 全自动生化分析仪为例。

（2）温度测量仪　精度不低于 0.1℃。

2. 试剂

（1）吸光度为 0.5 和 1.0 重铬酸钾标准溶液。

（2）50g/L 亚硝酸钠标准溶液。

（3）吸光度为 0.5 和 1.0 的橙黄 G 标准溶液。

（4）吸光度为 0.5 的硫酸铜标准溶液。

（5）吸光度为 200 的橙黄 G 溶液。

（6）丙氨酸氨基转移酶（ALT）（IFCC 推荐法）测定试剂盒。

（7）尿素（UREA）（脲酶－GLD）测定试剂盒。

（8）总蛋白（TP）（双缩脲法）测定试剂盒。

（9）校准血清。

（10）高、低值质控血清。

【实验步骤】

1. 正常工作环境要求　检查生化分析仪运行的工作环境是否符合要求。

（1）仪器工作电源　电压 220V±22V，频率 50Hz±1Hz。

（2）环境温度　15～30℃。

（3）相对湿度　40%～85%。

（4）大气压力　86.0～106.0kPa。

2. 杂散光检查　测试偏离正常光路到达监测器的杂散光。

（1）判断标准　吸光度≥2.3。

（2）测试方法　用去离子水作参比，在 340nm 波长处测定 50g/L 的亚硝酸钠标准溶液的吸光度，重复测量 3 次，每次吸光度均应符合要求。

3. 吸光度线性范围

（1）判断标准　相对偏倚在±5%范围内的最大吸光度≥2.0。

（2）测试方法　对分析仪 340nm 和 450～520nm 范围内任一波长进行线性范围测定，各个波长的色素原液的配制方法见表 8－1。色素原液的吸光度应比分析仪规定的吸光度上限高 5%左右。

表 8－1　色素原液的配制方法

波长（nm）	溶质（吸光物质）	溶剂（稀释液）
340	重铬酸钾	0.05mol/L 硫酸
450～520 内任一波长	橙黄 G	去离子水

用相应的稀释液将色素原液分别按 0/10、1/10、2/10、3/10、4/10、5/10、6/10、7/10、8/10、9/10 和 10/10 的比例稀释，共获得 11 个浓度梯度。在生化分析仪上测定上述溶液的吸光度（重铬酸钾溶液在 340nm 波长处测定，橙黄 G 稀释液在 450～520nm 范围内任一波长测定），每个浓度测定 5 次，计算平均值。以相对浓度为横坐标，吸光度平均值为纵坐标，用最小二乘法对前四个点（0%、10%、20%、30%）进行线性拟合，按照式 8-1、8-2 和 8-3 计算两种溶液各自后 5～11 点的相对偏倚 D_i。

$$D_i = \frac{A_i - (a + b \times c_i)}{a + b \times c_i} \times 100\% \tag{8-1}$$

式中，A_i 为某浓度点实际测量吸光度的平均值；a 为线性拟合的截距；b 为线性拟合的斜率；c_i 为相对浓度；i 为浓度序号，范围为 5～11 点。

$$b = \frac{n\sum_{i=1}^{n} A_i c_i - \sum_{i=1}^{n} A_i \sum_{i=1}^{n} c_i}{n\sum_{i=1}^{n} c_i^2 - \left(\sum_{i=1}^{n} c_i\right)^2} \tag{8-2}$$

$$a = \frac{\sum_{i=1}^{n} A_i}{n} - b \times \frac{\sum_{i=1}^{n} c_i}{n} \tag{8-3}$$

式中，A_i 为某浓度点实际测量吸光度的平均值；c_i 为相对浓度；n 为选定的浓度个数；i 为浓度序号，范围为 1～4 点。

4. 吸光度准确度

（1）判断标准　340nm 处吸光度为 0.5 的重铬酸钾标准溶液的允许误差为 ±0.025，吸光度为 1.0 的重铬酸钾标准溶液的允许误差为 ±0.07。

（2）测试方法　以去离子水作参比，选择 5nm 带宽，在分析仪上测定 340nm 波长处吸光度分别为 0.5 和 1.0 的重铬酸钾标准溶液的吸光度，重复测定 3 次，计算 3 次测量值的算术平均值与标准值之差。

5. 吸光度稳定性

（1）判断标准　吸光度最大和最小值之差（极差）≤0.01。

（2）测试方法　以去离子水作参比，用吸光度为 0.5 的橙黄 G 标准溶液和硫酸铜标准溶液，分别对分析仪 340nm 和 600～700nm 范围内任一波长进行稳定性测试。测定时间为最长反应时间或 10 分钟，测定间隔为仪器的读数间隔或 30 秒。计算每种溶液 20 次测定值中的最大值与最小值之差。

6. 吸光度重复性

（1）判断标准　变异系数 CV≤1.5%。

（2）测试方法　以去离子水作参比，340nm 波长处测定吸光度为 1.0 的橙黄 G 标准溶液重复测定 20 次，溶液的加入量为分析仪标称的最小反应体积，反应时间为分析仪标称的最长反应时间，按照式 8-4 和 8-5 计算变异系数 CV。

$$CV = \frac{S}{\overline{X}} \times 100\% \tag{8-4}$$

$$S = \sqrt{\frac{\sum_{i=1}^{n}(X_i - \overline{X})^2}{n-1}} \tag{8-5}$$

式中，$\overline{X}$ 为 1～20 次的算术平均值；X_i 为每次的实测值；n 为测定次数；i 为测试序号，$i = 1～20$。

7. 温度准确度与波动度

（1）判断标准　温度准确度在设定值的±0.3℃内，温度波动度不大于±0.2℃。

（2）测试方法　将经校准、精度不低于0.1℃、量程为0~50℃的温度测量仪的探头放入含水比色杯中，在温度显示稳定后，每隔一个分析仪的读数间隔或30秒测定一次温度值，测定时间为分析仪标称的最长反应时间或10分钟。计算所有次温度值的平均值、最大与最小值之差。平均值与设定温度值之差为温度准确度，最大值与最小值之差的一半为温度波动度。温度设定值为37℃。

8. 样品携带污染率

（1）判断标准　最大样品携带污染率≤0.1%。

（2）测试方法　以340nm吸光度约为200的橙黄G原液，将橙黄G原液准确稀释200倍，在光度计上测定稀释液在340nm相对于去离子水的吸光度，重复测定20次，计算20次吸光度的平均值，乘以稀释倍数，即为橙黄G原液的理论吸光度$A_\text{原}$。取橙黄G原液3份作为高值样品，标记为H_1、H_2和H_3，取去离子水3份作为低值样本，标记为L_1、L_2和L_3。以去离子水为试剂，按照H_1、H_2、H_3、L_1、L_2、L_3的顺序为一组，在分析仪上测定上述样品反应结束时的吸光度，共进行5组测定。每一组测定中，第4个样品的吸光度为A_{i4}，第6个样品的吸光度为A_{i6}，i为测定组的序号，按照式8-6计算样品携带污染率。

$$K_i = \frac{(A_{i4} - A_{i6})}{\left(A_\text{原} \times \dfrac{V_\text{s}}{(V_\text{s} + V_\text{r})} - A_{i6}\right)} \tag{8-6}$$

式中，K_i第i组的样品携带污染率；A_{i4}为第4个样品的吸光度；A_{i6}为第6个样品的吸光度；$A_\text{原}$为高浓度样品值；V_s为样品的加入体积；V_r为试剂的加入体积。

9. 加样准确度与重复性

（1）判断标准　样本针和试剂针加样准确度误差均不超过±5%，变异系数CV≤2%。

（2）测试方法　测试方法分为比色法和称重法两种类型，可任意选择其中一种方法。本实验样本针的加样准确度与重复性采用比色法，试剂针的加样准确度与重复性采用称重法。

1）称重法　将分析仪、除气去离子水等置于恒温、恒湿的环境内平衡数小时后开始试验。准备适当的容器（防止容器内的水分挥发），在分度值为0.01mg的电子天平上调零。将容器放到合适位置，控制试剂针往该容器中加入规定量除气去离子水，再在电子天平上称量其质量。每种规定加入量重复称量20次。每次的实际加入量等于加入除气去离子水的质量除以当时温度下纯水的密度。加样偏差计算公式见式8-7。

$$B_i = \frac{X_i - T}{T} \times 100\% \tag{8-7}$$

式中，B_i为加样偏差（准确度误差）；X_i为实际加入量的均值；T为规定加入量。

2）比色法　用分度值为0.1mg以下的电子天平称取橙黄G粉末0.35g，轻轻放入10ml质控血清中，用混匀器慢慢混匀溶解，配制橙黄G血清液（色素原液）。色素原液比重的测定，使用同一比重瓶测定空比重瓶质量m_1、色素原液质量m_2和纯水质量m_3；按照式8-8计算色素原液密度。

$$\rho_{\text{色}t} = \frac{m_2 - m_1}{m_3 - m_1} \times \rho_{\text{水}t} \tag{8-8}$$

式中，$\rho_{\text{色}t}$为t℃时色素原液密度；$\rho_{\text{水}t}$为t℃时纯水密度。

然后，进行参考稀释液的配制、测量并计算稀释倍数，测定稀释液吸光度。称量一个空样本杯质量m_4，在此空样本杯中加入约1ml色素原液并称取质量m_5，将样品杯中的色素原液用纯水稀释到2000ml容量瓶中定容。在分光光度计上（478nm±1nm）测定稀释后的参考色素稀释液的吸光度A_ref。

按照式 8 - 9 计算参考稀释液的稀释倍数。

$$D_{ref} = \frac{\rho_{色t}}{m_5 - m_4} \times 2000 \qquad (8-9)$$

最后，进行样品加注、回收、定容及吸光度检测。将色素原液加入样品杯，放置于分析仪上，按仪器样本量设定范围分别设定规定加样量。执行自动加样，将色素原液加注到比色杯中，重复取样 5 次到不同的反应杯中。加样结束后在加试剂前停止仪器运转。手工将比色杯内的色素原液用去离子水回收到容量为 M_{sam} 的容量瓶中定容。在分光光度计（478nm ± 1nm）测定定容后的被检色素吸光度 A_{sam}。按照式 8 - 10 计算实际样本加注量 V。

$$V = \frac{M_{sam} \times A_{sam}}{D_{ref} \times A_{ref}} \qquad (8-10)$$

再按式 8 - 4、8 - 5 以及 8 - 7 计算加样变异系数 CV 和加样准确度误差 B_i。

10. 临床项目的批内精密度

（1）判断标准　样本针和试剂针加样准确度误差均不超过 ±5%，ALT 活性浓度在 30 ~ 50U/L 时，CV < 5%；尿素浓度在 7.0 ~ 11.0mmol/L，CV < 2.5%；总蛋白浓度在 50 ~ 70g/L，CV < 2.5%。

（2）测试方法　用制造商指定的试剂、校准品及相应的测定程序，对规定的项目（ALT、UREA 和 TP）和浓度范围，使用正常值质控血清或新鲜患者血清进行重复性检测。每个项目重复测定 20 次，按式 8 - 4 计算 CV。

【实验结果】

根据上述测试结果，判断各项是否符合要求。

1. 正常工作环境要求　根据检查结果（表 8 - 2），判断生化分析仪运行工作环境是否符合要求。

表 8 - 2　生化分析仪运行工作环境要求及检测结果

测试项目	要求	检查结果	结论（合格/不合格）
电源电压	220V ± 22V，50Hz ± 1Hz		
环境温度	15 ~ 30℃		
相对湿度	40% ~ 85%		
大气压力	86.0 ~ 106.0kPa		

2. 杂散光检查　根据三次吸光度实际测定值（表 8 - 3），判断杂散光是否符合要求。

表 8 - 3　生化分析仪杂散光吸光度值

测定次数	空比色杯吸光度值	测定吸光度值	实际吸光度值	判断标准	结论（合格/不合格）
1				≥2.3	
2				≥2.3	
3				≥2.3	

3. 吸光度线性范围　根据 340nm 波长处重铬酸钾溶液和 450 ~ 520nm 波长处橙黄 G 溶液各个浓度 5 次重复测定的平均值，计算第 5 ~ 11 点浓度的相对偏倚（表 8 - 4 和 8 - 5）。以相对浓度为横坐标，吸光度平均值为纵坐标，经线性拟合得到各自的线性方程和拟合曲线。判断相对偏倚是否符合要求，线性拟合是否为直线。

表8-4　340nm 吸光度线性范围的测试结果

线性浓度	空比色杯吸光度值	测定吸光度值	实际吸光度值	相对偏倚	判断标准	结论（合格/不合格）
0%						
10%						
20%				/	/	/
30%						
40%						
50%						
60%				相对偏倚在5%范围内的最大吸光度值应≥2.0		
70%						
80%						
90%						
100%						

表8-5　450～520nm 范围内任一波长吸光度线性范围的测试结果

线性浓度	空比色杯吸光度值	测定吸光度值	实际吸光度值	相对偏倚	判断标准	结论（合格/不合格）
0%						
10%						
20%				/	/	/
30%						
40%						
50%						
60%				相对偏倚在5%范围内的最大吸光度值应≥2.0		
70%						
80%						
90%						
100%						

4. 吸光度准确度　根据 340nm 波长处吸光度分别为 0.5 和 1.0 的重铬酸钾标准溶液的三次测量值，计算算术平均值与标准值示值之差（表8-6），判断差值是否符合要求。

表8-6　吸光度准确度测试结果

溶液	空白杯吸光度值	测定杯吸光度值	实际吸光度值	示值	差值	判断标准	结论（合格/不合格）
吸光度为0.5的重铬酸钾标准溶液						允许误差为±0.025	
吸光度为1.0的重铬酸钾标准溶液						允许误差为±0.07	

5. 吸光度稳定性　根据吸光度为 0.5 的橙黄 G 标准溶液和硫酸铜标准溶液分别在 340nm 波长处和 600～700nm 波长范围内任一波长处各自重复测定的 20 次吸光度值，计算吸光度的最大值与最小值之差（极差），判断极差是否符合要求（表8-7）。

表8-7　吸光度稳定性的测试结果

溶液	最大吸光度值	最小吸光度值	极差	判断标准	结论（合格/不合格）
吸光度为0.5的橙黄G标准溶液				≤0.01	
吸光度为0.5的硫酸铜标准溶液				≤0.01	

6. 吸光度重复性 根据 340nm 波长处吸光度为 1.0 的橙黄 G 标准溶液的 20 次重复测定值，计算变异系数 CV（表 8 – 8），判断变异系数是否符合要求。

表 8 – 8 吸光度重复性测试结果

测定次数	1	2	3	4	5	6	7	8	9	10
测定值										
测定次数	11	12	13	14	15	16	17	18	19	20
测定值										
CV 值										
判断标准					变异系数≤1.5%					
结论（合格/不合格）										

7. 温度准确度与波动度 根据 20 次温度测定值，计算平均值、最大与最小值之差（极差）、平均值与设定温度值之差（温度准确度）以及最大值与最小值之差的一半（温度波动度），判断试剂盘的温度准确度和波动度是否符合要求（表 8 – 9）。

表 8 – 9 温度准确度与波动度测试结果

测定次数	1	2	3	4	5	6	7	8	9	10
温度测定值										
测量次数	11	12	13	14	15	16	17	18	19	20
温度测定值										
平均值										
极差										
温度准确度										
温度波动度										
判断标准				准确度：± 0.3℃；波动度：不大于 ±0.2℃						
结论（合格/不合格）										

8. 样品携带污染率 根据每组 6 个样品的吸光度值，找到第 4 个样品的吸光度值（A_{i4}）和第 6 个样品的吸光度值（A_{i6}），按照公式计算得到该组的样品携带污染率（表 8 – 10）。根据 5 组中最大的样品携带污染率，判断样品携带污染率是否符合要求。

表 8 – 10 样品携带污染率的测试结果

测试次数（组数）	每组 6 个样品的吸光度测定值					
	H_1	H_2	H_3	L_1	L_2	L_3
1						
2						
3						
4						
5						
携带污染率						
最大携带污染率						
判断标准	最大携带污染率≤0.1%					
结论（合格/不合格）						

9. 加样准确度与重复性 根据试剂针和样本针各 20 次和 5 次的测试值，计算试剂针（表 8 – 11）

和样本针（表8-12）的准确度误差（B_i）和变异系数（CV），判断是否符合要求。

表 8 - 11 试剂针加样准确度与重复性测试结果

测定次数	1	2	3	4	5	6	7	8	9	10
实际加入量										
测定次数	11	12	13	14	15	16	17	18	19	20
实际加入量										
平均值										
CV 值										
规定加入量										
准确度误差（B_i）										
判断标准					B_i不超过 ±5%，CV≤2%					
结论（合格/不合格）										

表 8 - 12 样本针加样准确度与重复性测试结果

测定次数	1	2	3	4	5
实际加入量（μl）					
平均值					
CV 值					
规定加入量					
B_i					
判断标准			B_i不超过 ±5%，CV 不超过2%		
结论（合格/不合格）					

10. 临床项目的批内精密度 根据各测试项目（ALT、UREA 和 TP）20 次重复测定的浓度值，计算出平均值和变异系数 CV（表8-13），以评价其精密度。判断变异系数 CV 是否符合要求。

表 8 - 13 临床项目的批内精密度测试结果

测定次数	临床项目的浓度测定值		
	UREA（mmol/L）	ALT（U/L）	TP（g/L）
1			
2			
3			
…			
20			
CV 值			
靶值范围			
判断标准	CV≤2.5%	CV≤5.0%	CV≤2.5%
结论（合格/不合格）			

【注意事项】

1. 实验操作应由被授权或有资质的人员执行。

2. 确保所有使用的试剂和溶液都按照制造商的说明进行储存和处理。

3. 检定/校准前工作检查。了解灯泡已使用多久、检查比色杯的清洁及磨损情况、管道清洁情况、测定仪器的精密度及线性是否达到仪器性能要求等。

4. 选择合适的校准物进行校准。包括校准物的数目、类型和浓度。如有可能应溯源到参考方法和参考物质。定值质控品不能用于校准。定值质控品是用于评估测量偏倚的控制物，定值的范围一般很宽。由于市售的定值质控品定值系统不同，没有严格的溯源性，所以不能用于校准。

5. 确定检定/校准的频率。根据检测项目方法和试剂的稳定性不同而确定不同的校准频率如每日校准、每周校准、每月校准等。校准的频度过高，加重不必要的工作及浪费资源，同时易引入系统偏差；校准的频度过低，不能保证结果的准确性。

6. 检定/校准虽然为组织的自愿溯源行为，但实验室有下列情况发生时，必须进行校准。

（1）新引进检测系统或检测系统有所改变。

（2）试剂的种类改变或者批号更换。如果实验室有文件说明改变试剂批号并不影响结果，则可以不进行校准。

（3）仪器或者检测系统进行一次大的预防性维护或者更换了重要部件（如光源、比色杯），可能影响检测性能，必须进行校准。

（4）挪动仪器的安装地点。

（5）室内质控或室间质评反映出现异常的趋势或偏移，或者超出了实验室规定的可接受限。

【思考题】

1. 自动生化分析仪的检定和校准的内容包括哪些?
2. 自动生化分析仪的检定和校准有何区别?
3. 如何确保自动生化分析仪校准结果的准确性和可靠性?
4. 为什么定值质控品不适合用于校准?

（唐玉莲）

第三章　临床生化定量检验方法的性能验证

临床检测系统由完成一个检验项目所涉及的检测方法、试剂、仪器、校准品、和操作程序等组成。良好的检测系统能够有效保证检测结果的可靠性。当某个临床检验项目所涉及的上述任何一个环节发生改变时，均需对该检测系统的性能进行全面的评价，即通过设计实验途径，分析改变后的检测系统的误差，以此来判断新检测系统的精密度与正确度能否满足临床检验的质量要求。

临床生物化学定量检验方法的性能验证是确保所使用的检验方法能够提供准确、可靠结果的重要环节。根据中国合格评定国家认可委员会（China National Accreditation Service for Conformity Assessment，CNAS）的《临床化学定量检验程序性能验证指南》（CNAS - GL037：2019），性能验证的内容通常包括精密度验证、正确度验证、可比性验证、线性区间验证、可报告范围验证和分析特异性验证等。

 实验九　精密度验证

微课/视频 1　　　PPT

精密度是指在规定条件下对同一或类似被测对象重复测量所得示值或测得值间的一致程度，通常以"不精密度"来衡量，不精密度可用反映测量结果离散程度的指标定量表示，如标准差（standard deviation，SD）和变异系数（coefficient of variation，CV）。

【实验目的】

掌握精密度验证试验的原理、基本方法；熟悉具体操作及实验室变异系数的计算。

【实验原理】

精密度仅与随机误差有关，与被测量的真值无关。根据测量条件是否改变，精密度可分为重复性和复现性两种。测量重复性，又称"批内精密度"，在一组重复性测量条件下的测量精密度，即在相同条件下，对同一被测量物进行连续多次测量所得结果之间的一致程度，对应批内不精密度。测量复现性，即实验室内精密度，指改变测量条件后（如不同时间、操作者、校准品、试剂、仪器等），同一被测量物的测量结果之间的一致程度，中间精密度是一个常用的复现性指标。

精密度验证样本应采用新鲜或冻存的样本。当样本中待测物不稳定或样本不易得到时，也可考虑使用基质与实际待检样本相似的，如质控品。质控品浓度水平应接近医学决定水平和厂家精密度声明试验中所使用的浓度水平。尽可能使用与厂家声明相同的材料或类似的材料（基质）。实验方案如下：连续测定 5 天，每天一个分析批，每批两个浓度水平，每一个浓度水平同一样品重复测定 3 次，且保证质量控制程序在控。获得精密度相关统计量，与厂家声明性能比较。

本实验以葡萄糖氧化酶 - 过氧化物酶法（GOD - POD 法）测定葡萄糖为例进行精密度验证试验。

【实验仪器和试剂】

1. 仪器　分光光度计或自动生化分析仪。

2. 试剂

（1）血糖质控血清 收集无溶血、无脂浊的多份人血清标本，混合后分装冻存模拟作为本实验的质控血清。

（2）GOD－POD 法葡萄糖测定试剂盒。

【实验步骤】

1. 评价前准备 对本实验所用分光光度计、自动生化分析仪进行检查和校准，包括比色杯、光源、波长检查等，同时获得试剂厂商声明的精密度性能范围。

2. 评价方法 将血清标本严格按照试剂盒说明书进行操作，按操作规程做好校准，进行室内质控，如果室内质控失败，应拒绝该批次检测结果，在找到原因并纠正后重新进行一批测量。每天检测1 个分析批，每批检测 2 个水平的样本，每个样本重复检测 3 次，连续检测 5 天。

3. 统计分析

（1）计算批内标准差（S_r）、批间方差（S_b^2）、实验室内标准差（S_1）及自由度（T），计算公式见式 9－1、9－2、9－3 和 9－4。

$$S_r = \sqrt{\frac{\sum_{d=1}^{D}\sum_{i=1}^{n}(x_{di} - \bar{x}_d)^2}{D(n-1)}} \tag{9-1}$$

$$S_b^2 = \frac{\sum_{d=1}^{D}(\bar{x}_d - \bar{\bar{x}})^2}{D-1} \tag{9-2}$$

$$S_1 = \sqrt{\frac{n-1}{n}\cdot S_r^2 + S_b^2} \tag{9-3}$$

$$T = \frac{[(n-1)\cdot S_r^2 + (n\cdot S_b^2)]^2}{\left(\frac{n-1}{D}\right)\cdot S_r^4 + \left[\frac{n^2\cdot(S_b^2)^2}{D-1}\right]} \tag{9-4}$$

式中，D 表示天数；n 表示每天重复次数；x_{di} 表示第 d 天第 i 次重复结果；$\bar{x}_d$ 表示 d 天所有结果的均值；$\bar{\bar{x}}$ 表示所有结果的均值。

（2）计算验证值（V）

$$V = S_{claim} \times \frac{\sqrt{C}}{\sqrt{T}} \tag{9-5}$$

式中，S_{claim} 表示厂家声明的实验室标准差；T 表示有效自由度；C 表示从 χ^2 界值表（附录4）查得的结果；V 表示验证值。

【实验结果】

实验数据记录在表 9－1 中。

表 9－1 精密度验证试验结果

运行次数	水平 1 实验结果					水平 2 实验结果				
	1	2	3	4	5	1	2	3	4	5
重复 1										
重复 2										
重复 3										

续表

运行次数	水平 1 实验结果					水平 2 实验结果				
	1	2	3	4	5	1	2	3	4	5
均值										
总均值										
批内方差										
批内平均方差										
批内标准差 S_r										
批内变异系数 CV（%）										
批间方差										
批间标准差 S_b										
批间变异系数 CV（%）										
实验室内标准差 S_l										
实验室内变异系数 CV（%）										
实验室允许误差	批内精密度									
	总精密度									
验证值（V）	批内精密度验证值									
	总精密度验证值									
与实验室允许批内精密度比较	通过/不通过					通过/不通过				
与计算的批内精密度验证值比较	通过/不通过					通过/不通过				
与实验室允许总精密度比较	通过/不通过					通过/不通过				
与计算的总精密度验证值比较	通过/不通过					通过/不通过				

当计算结果低于厂家声明的批内精密度和室内精密度时，实验室精密度验证通过；反之，则需计算验证值并与之比较，估计的实验室内不精密度（标准差）小于验证值（V）时，则实验室通过厂家声明的验证。

【注意事项】

1. 分析样本的选择　宜选用单一或混合患者样本，也可选用基质相同/相似的质控物。精密度验证试验应检测至少 2 个不同浓度水平的样本，对样本进行至少 5 批检测，每批在不同工作日（不一定连续）完成，每批重复检测每种样本至少 3 次。

2. 分析物浓度的选择　宜选择在医学上具有决定性意义的浓度进行试验；通常较高值样本的不精密度较小，较低值样品的不精密度偏大，对低值有临床意义的检测项目，宜评估有判断价值的低水平样本的不精密度。如检测结果没有明确的医学决定水平，可在参考区间上限左右选一个浓度，再根据检验项目的特点在测量区间内选择另一个浓度；如与厂商或文献报道的不精密度比较，所选样本水平宜与被比较的样本水平接近。

3. 不精密度水平符合行业标准　厂家声明的不精密度水平（变异系数或标准差）须小于行业公认的允许不精密度水平。

【思考题】

1. 在进行精密度验证时，如何选择合适的样本和试剂？

2. 当精密度验证结果不符合预期时，应如何分析原因并采取相应的改进措施？

（冯　娟　江　叶）

实验十　正确度验证

微课/视频2　　　PPT

测量正确度（measurement trueness）是指大量或无限次重复测量所得结果的平均值与参考量值间的一致程度，反映的是系统误差，通常以偏倚表示。正确度常见的验证方法包括偏倚评估、回收试验以及与参考方法比对。正确度验证的第一种方法是通过分析具有标示值的参考物质来评估偏倚。参考物质包括：①有证标准物质，包括国家标准物质、国际标准物质、CNAS认可的标准物质生产者提供的有证标准物质、与我国签署互认协议的其他国家计量机构提供的有证标准物质等；②标准物质（RM），如厂商提供的工作标准品；③正确度控制品；④正确度验证室间质评样品，如CNAS认可的能力验证提供者（proficiency testing provider，PTP）提供的正确度验证样品。第二种方法回收试验是通过称重法配制标准溶液，在临床样本中加入不同体积标准溶液，通过测量临床样本和被测物标准品，评估计算回收率。第三种方法与公认的参考方法进行比对，选择不少于8份临床样本分别在两种方法进行平行检测，计算每份样本两种方法间检验结果的均值来评估偏倚。本实验室以第一种方法分析参考物质评估偏倚为例进行正确度试验。

【实验目的】

掌握分析参考物质的正确度试验的设计原理、基本方法及实验数据处理；熟悉分析参考物质的正确度试验的具体操作。

【实验原理】

至少选择2个浓度水平参考物质，其代表方法可报告范围中高和低的决定性浓度。在5天时间内每批进行2次重复测定，然后计算均值、标准差以及置信区间帮助验证指定值。

本实验通过葡萄糖氧化酶–过氧化物酶法（GOD–POD法）测定葡萄糖参考物质，计算该法的偏倚来评价方法的正确度。

【实验仪器和试剂】

1. 仪器　分光光度计或自动生化分析仪。

2. 试剂

（1）GOD–POD法测定葡萄糖试剂盒。

（2）葡萄糖标准液。

【实验步骤】

1. 评价前准备　对本实验所用分光光度计、自动生化分析仪进行检查和校准，包括比色杯、光源、波长检查等。

2. 评价方法　将2个浓度水平的葡萄糖标准物质严格按照GOD–POD法试剂盒说明书进行检测，连续5天，每天重复2次，每个浓度获得10个检测结果。

3. 统计分析　将每个浓度的10个测量值分别计算均值和标准差，查表（附录5）获得自由度为

$N-1$ 及 $P=0.010$ 时的 t 临界值，获得葡萄糖标准物质检测结果的 99% 置信区间（均值±标准误×t 临界值）。

【实验结果】

葡萄糖标准物质检测结果的 99% 置信区间包含参考物质标示值时，则认为正确度验证合格。

表 10-1 正确度验证实验结果（与分析参考物质比较）

重复天数	测定次数	水平一	水平二
第一天	1		
	2		
第二天	1		
	2		
第三天	1		
	2		
第四天	1		
	2		
第五天	1		
	2		
计数			
测定均值			
标准差（SD）			
标准误（SE）			
t-临界值			
靶值			
上置信限			
下置信限			
结论		通过/不通过	通过/不通过

【注意事项】

1. 准确加量 被分析物的理论值是根据加入标准液的体积及原样本的体积计算所得，如果吸样量稍有误差，就会直接影响检测结果。所以，选择经过校准的吸管/微量加样器、严格地清洗与干燥、准确吸量等均非常重要。

2. 性能验证评价 实验方案有很多种，本实验遵循的 CNAS-GL037：2019 方案适用于申请认可或已获认可的医学实验室对临床化学检验程序进行性能验证。

【思考题】

1. 正确度验证与精密度验证有何区别？它们在临床检验中各自扮演了什么样的角色？
2. 讨论影响临床生物化学定量检验方法正确度的常见因素。

（冯　娟　江　叶）

实验十一 可比性验证

微课/视频 3　　PPT

可比性指使用不同的测定程序测定某种分析物获得结果间的一致性，结果的差异不超过规定的可接受标准时，可认为具有可比性。

【实验目的】

掌握可比性验证的原理、方法；熟悉可比性验证的具体操作及注意事项。

【实验原理】

微课/视频 4

当实验室无法开展正确度验证时，可通过参加能力验证、比对试验等途径，证明其测量结果与同类实验室结果的一致性。如与 CNAS 认可的能力验证提供者（proficiency testing provider，PTP）（或可提供靶值溯源性证明材料的 PTP）提供的实验室能力验证（proficiency testing，PT）项目结果进行比对，或与 CNAS 认可的实验室性能验证符合要求的在用检测程序进行比对。参照 CNAS – GL037《临床化学定量检验程序性能验证指南》进行检测系统可比性性能评价。

参比系统对比方案：患者/受试者样品不少于 20 份，样品被测物浓度、活性等在测量区间内医学决定水平附近均匀分布；使用 PT 样品时应不少于 5 份。候选系统和参比系统分别检测，得到结果后计算两系统间偏差，并与实验室判断标准相比较，≥80% 的样品检验结果的偏差符合实验室指定的标准，即为比对验证通过。

本实验测定国家卫生健康委临床检验中心室间质评样本的葡萄糖浓度，计算测定均值与靶值之间的偏倚来评价方法的正确度。

【实验仪器和试剂】

1. 仪器　分光光度计或自动生化分析仪。

2. 试剂

（1）国家卫健委临床检验中心室间质评常规生化样本。

（2）试剂盒　葡萄糖氧化酶 – 过氧化物酶法（GOD – POD 法）葡萄糖测定试剂盒和配套的校准品、质控品。

【实验步骤】

1. 仪器检查和校准　对本实验所用分光光度计、自动生化分析仪进行检查和校准，包括比色杯、光源、波长检查等。

2. 评价方法　将室间质评常规生化样本严格按照 GOD – POD 法试剂盒说明书操作，检测 5 份 PT 样本，每个样本重复测定 3 次。将检测结果均值与靶值进行比对，计算相对偏倚。

【实验结果】

1. 计算相对偏倚

$$相对偏倚（100\%）= \frac{测量均值 - 靶值}{靶值} \times 100\%$$

2. 数据整理 将实验数据记录在表 11 – 1 中。

表 11 – 1 使用室间质评样本的可比性验证结果（mmol/L）

编号	测量值1	测量值2	测量值3	均值	室间质评靶值	偏倚%	判断标准
1							
2							
3							≤1/2TEa（3.50%）
4							
5							
结论			验证通过/不通过				

样品结果相对偏倚（%）≤1/2TEa 为符合，当≥80% 的样品符合时，则认为候选系统正确度在可接受范围内，即可比性验证通过。

【注意事项】

1. 参比系统应优先选用经验证分析性能符合预期标准，日常室内质控、室间质评/能力验证合格的 CNAS 认可实验室的检测系统。

2. 要注意室间质评样品保存条件是否满足检测项目的要求。

【思考题】

1. 如何选择合适的参考方法或标准物质进行比较？

2. 在进行可比性验证时，应如何收集和分析数据？

（冯　娟　江　叶）

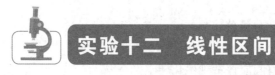

实验十二　线性区间验证

微课/视频 5　　　PPT

线性区间是指系统最终输出值（浓度或活性）与被分析物浓度或活性成直线关系的范围。线性验证的基本过程是用待验证检验程序检测覆盖特定浓度范围的已知浓度的多个样品，将检测浓度对已知浓度进行线性回归。判定方法可直接计算特定回归参数与规定的相关标准比较或者判定相关系数以及各浓度差异值与规定的相关标准比较，得出验证结论。本实验以第一种判定方式为例对临床生物化学定量检验方法进行线性区间验证，以确保该方法在预设的线性范围内能够提供准确、可靠的实验结果。

【实验目的】

掌握线性区间验证的设计原理和基本方法；熟悉线性区间验证的具体操作、注意事项和评价标准。

【实验原理】

将样品进行系列稀释或使用（具有已知值/已知关系的）线性评价材料，至少 5 个浓度的样品，最高和最低浓度应分别接近检验程序分析测量范围的上下限，每个样品重复检测至少 3 次，检测可在一批实验中完成。对测定值与预期值进行回归分析，评价该方法能准确报告的最低、最高浓度（或活性）范围，建立定量测定方法的线性区间。

本实验以葡萄糖氧化酶 – 过氧化物酶法（GOD – POD 法）测定葡萄糖为例进行线性区间验证试验。

【实验仪器和试剂】

1. 仪器　分光光度计或自动生化分析仪。

2. 试剂

（1）高、低浓度的血清标本。

（2）GOD – POD 法葡萄糖测定试剂盒。

【实验步骤】

1. 样本制备　为减少因称量或复溶样本产生的误差，建议在进行样本制备时将高浓度混合样本与低浓度混合样本进行倍比稀释，可以得到等浓度间隔的不同浓度水平（表 12 – 1）。

表 12 – 1　5 个浓度水平的样本制备

加入物（μl）	1	2	3	4	5
低浓度混合血清	1000	750	500	250	0
高浓度混合血清	0	250	500	750	1000

2. 评价方案　每个浓度水平的样本重复测定至少 3 次。所有样本应在一次运行中或几次间隔很短的运行中随机测定，最好在 1 天之内完成。

【实验结果】

1. 数据整理　实验数据记录在表 12 – 2 中。

表 12 – 2　检测结果记录

样本及浓度比例	1	2	3	4	5
测试结果 1					
测试结果 2					
测试结果 3					
均值					
理论值					

2. 统计分析

（1）**离群值的剔除**　对于重复测定的数据组，可采用格拉布斯（Grubbs）法进行离群值检验。单个离群值可直接由数据组中剔除，不需重新测定。如发现多个离群值或数据点过于分散，此时需考查造成此误差的可能原因。对可能原因进行纠正后对整套样本进行重新测定。

（2）**线性判断**

1）**回归分析**　将上述数据进行回归分析，此步可采用统计学软件完成。以已知浓度做自变量（x），各单次检测浓度做因变量（y），进行直线回归，得回归方程。

$$y = b_1 x + b_0$$

2）回归方程的线性检验　用回归方程计算各已知浓度下的预测值 $\hat{y}$，用下式计算直线回归的剩余标准差（S）。

$$S_{y|x} = \sqrt{\frac{\sum_{i=1}^{n_1} \sum_{j=1}^{n_2} (y_{ij} - \hat{y}_i)^2}{n_1 n_2 - 2}}$$

式中，n_1 为样本数；n_2 为每样本的重复检测数。

计算批内标准差（S_{WR}），在 $S_{y|x} > S_{WR}$ 情况下，可用 F 检验判断 $S_{y|x}$ 是否显著大于 S_{WR}（有无显著非线性），用下列公式计算 F 值及 $S_{y|x}$ 和 S_{WR} 的自由度（$v_{y|x}$ 和 v_{WR}）：

$$F = \frac{S_{y|x}^2}{S_{WR}^2}$$

$$v_{y|x} = n_1 n_2 - 2$$

$$v_{WR} = n_1(n_2 - 1)$$

$$S_{WR} = \sqrt{\frac{\sum_{i=1}^{n_1} S_{WRi}^2}{n_1}}$$

式中，n_1 为实验批数；n_2 为每批实验的重复检测数；S_{WRi} 为每个样本每批实验结果的标准差。

查 F 表或用办公软件相关函数计算特定假排除概率（如 0.05）下与上述自由度对应的 F 值，若 F 值大于临界 F 值，则认为 $S_{y|x}$ 显著大于 S_{WR}。在 $S_{y|x}$ 显著大于 S_{WR} 情况下，可按下式计算非线性标准差（S_{NL}）。

$$S_{NL} = \sqrt{S_{y|x}^2 - S_{WR}^2}$$

一般情况下，若 $S_{y|x}$ 不显著大于 S_{WR}，认为检验程序的线性可接受；若 $S_{y|x}$ 显著大于 S_{WR}，但 S_{NL} 小于实验室规定的非线性标准差，认为此非线性在临床上可接受。

若 $S_{y|x}$ 显著大于 S_{WR}，且 S_{NL} 显著大于实验室规定的非线性标准差，提示检验程序线性不可接受。必要时，还可结合其他随机误差（分析不精密度和非特异性）验证结果，做综合分析。

【注意事项】

1. 用于线性评价的样本应与患者样本具有相同或相似的基质，且不应对检测方法有明显的干扰（如溶血、脂血、黄疸等）。

2. 样本浓度应覆盖待评价线性范围的上下限，且包含医学决定水平附近浓度的样本。

3. 通常线性实验中使用的样本包括：混合患者血清（理想的标本基质）；加入待测物的混合人血清；经过特殊处理的（如透析、热处理）混合人血清，此法可能存在基质效应问题。

4. 本实验遵循《中华人民共和国卫生行业标准　定量检验程序分析性能验证指南》（WS/T 408—2024）中的线性验证指南，适用于医疗机构临床实验室对定量检验程序分析性能的验证。

【思考题】

1. 哪些类型的标本可用于线性区间验证试验？

2. 线性区间试验的标本浓度有何要求？

（冯　娟　江　叶）

微课/视频6　　PPT

实验十三　可报告范围验证

可报告范围（reportable range）是针对临床诊断、治疗有意义的分析物浓度或活性范围。在临床测量过程中，可能会出现检测浓度或活性超出测量范围的情况，为得到相对准确的结果，以便帮助临床医生进行临床判断，需通过对检测样本进行必要的预处理，包括稀释、浓缩等手段，使分析物浓度处于测量范围内。

【实验目的】

掌握可报告范围的定义，可报告范围验证的设计原理；熟悉可报告范围验证的评价方法、具体操作及注意事项。

【实验原理】

可报告范围的验证包括可报告范围低限（最低浓度）与可报告范围高限（线性范围上限×样本最大稀释倍数）。多次测定一系列浓度/活性在线性范围下限附近的低值样本，以方法性能标示的总误差或不确定度为可接受界值，从低值样本结果数据中选取符合预期值的最低浓度水平作为可报告范围低限。测定稀释后的被测物质浓度/活性，比较实测结果乘以稀释倍数后的结果与已知的浓度/活性偏差是否符合试剂盒要求的偏差范围。如果符合，则该稀释倍数乘以线性范围上限即为该试剂盒的可报告范围高限。

本实验参考中国合格评定国家认可委员会认可指南《临床化学定量检验程序性能验证指南》（CNAS—GL037：2019），国家卫健委行业标准《临床化学检验常用项目分析质量标准》（WS/T 403—2024）等标准设置实验。配制不同浓度葡萄糖的临床样本，以葡萄糖氧化酶 – 过氧化物酶法（GOD – POD法）测定葡萄糖为例进行可报告范围验证试验。

【实验仪器和试剂】

1. 仪器　分光光度计或自动生化分析仪。

2. 试剂

（1）葡萄糖临床低值样本　采用4.00mmol/L葡萄糖临床低值样本进行梯度稀释，临床低值样本浓度经过试剂盒赋值。

（2）葡萄糖临床高值样本　采用30.00mmol/L葡萄糖临床高值样本进行试验，如果葡萄糖临床高值样本浓度不够，需要向样本中添加葡萄糖标准品使样本浓度达到要求，并经过试剂盒赋值。

（3）稀释液　配制0.9%氯化钠溶液作为样本稀释液备用。如果试剂盒有配套的稀释液，可直接使用，或根据试剂盒说明书的要求使用相应稀释液进行试验。

（4）试剂盒　GOD – POD法葡萄糖测定试剂盒和配套的校准品、质控品。

【实验步骤】

1. 仪器准备　仪器开机后，按照试剂盒和配套校准品及质控品的说明书进行校准和室内质控操作。

2. 样本准备

（1）葡萄糖临床低值样本准备 将4.00mmol/L葡萄糖临床低值样本用0.9%氯化钠溶液按照表13-1进行稀释。

表13-1 可报告范围低限低值样本浓度梯度稀释表

	X₁	X₂	X₃	X₄	X₅
4.00mmol/L葡萄糖临床低值样本（μl）	10	20	30	40	50
稀释液（μl）	390	380	370	360	350
理论浓度（mmol/L）	0.1	0.2	0.3	0.4	0.5

（2）葡萄糖临床高值样本准备 将30.00mmol/L葡萄糖临床高值样本用0.9%氯化钠溶液按照表13-2进行2、4、6、8、10倍稀释。

表13-2 可报告范围高限高值样本浓度梯度稀释表

	X₆	X₇	X₈	X₉	X₁₀	X₁₁
30.00mmol/L葡萄糖临床高值样本（μl）	400	200	100	66	50	40
稀释液（μl）	–	200	300	334	350	360
理论浓度（mmol/L）	30.00	15.00	7.50	5.00	3.75	3.00

3. 样本测定 将X₁~X₅号样本严格按照试剂盒说明书要求进行测定，每个样本重复测定10次。将X₆~X₁₁号样本严格按照试剂盒说明书要求进行测定，每个样本重复测定3次。

【实验结果】

将所测结果分别记录在表13-3和表13-4。分别计算平均值、SD、CV、还原浓度（乘以稀释倍数）和相对偏倚（%）。

表13-3 可报告范围低限数据记录表

	X₁	X₂	X₃	X₄	X₅
1					
2					
3					
…					
10					
平均值					
SD					
CV					

表13-4 可报告范围高限数据记录表

	X₆	X₇	X₈	X₉	X₁₀	X₁₁
1						
2						
3						
平均值						
还原浓度						
相对偏倚（%）						

根据试剂盒声称的总误差和相对偏倚判断样本测试结果是否符合要求，假设试剂盒的总误差为7%，相对偏倚为2%。

可报告范围低限：从表13-3的实验数据中，选取CV≤7%的最低浓度作为可报告范围的低限。

可报告范围高限：从表13-4的实验数据中，选取还原浓度与理论浓度的∣相对偏倚∣≤2%时的最大稀释倍数为方法推荐的最大稀释倍数，线性范围上限与最大稀释倍数的乘积为该方法可报告范围的高限。

可报告范围为最低浓度～线性范围上限×最大稀释倍数。

【注意事项】

1. 可报告范围低限检测　在可报告范围低限数据中，若所有浓度的CV都不符合试剂盒要求，则可以继续增加待测样本的浓度直到CV符合要求。

2. 稀释倍数设置要求　在设置高浓度样本稀释倍数时，稀释倍数不能超过试剂盒的线性范围上限/下限。例如，试剂盒的线性范围为0.50～30.00mmol/L，高浓度样本为30.00mmol/L，高浓度样本最大稀释倍数不能超过60倍。同时，应采取等间距或等比例稀释方法进行样本稀释倍数的设置。

3. 基质效应　在实际检测过程中应考虑稀释液基质效应。稀释液最好采用与样本基质一致的血清、血浆或试剂盒说明书要求使用的稀释液。

【思考题】

1. 临床可报告范围和线性范围，哪个浓度范围更广？为什么？
2. 直接稀释和连续稀释相比，哪种稀释方法产生的误差更大？

（陈力勇　江　叶）

 实验十四　分析特异性验证

微课/视频7　　PPT

分析特异性（analytical specificity）是评价测量程序抗干扰能力的性能特征，潜在干扰物包括干扰物和交叉反应物。干扰是自身不在测量系统中产生信号，但可以引起示值的增加或减少。交叉反应是在竞争结合的免疫化学测量程序中，非分析物与试剂反应导致示值出现变化。

本实验参考中国合格评定国家认可委员会认可指南《临床化学定量检验程序性能验证指南》（CNAS-GL037：2019）标准设置实验。

本实验选用葡萄糖氧化酶-过氧化物酶法（GOD-POD法）葡萄糖测定试剂盒，通过添加干扰物质（血红蛋白、胆红素、甘油三酯）进行干扰实验评价分析特异性。

【实验目的】

掌握干扰实验的设计原理、方法；熟悉干扰实验的具体操作及注意事项。

【实验原理】

实验样本选择参考区间的上限或下限附近或医学决定水平附近或最高病理浓度进行评价，同时应与其临床应用相对应。选择干扰物和能充分溶解干扰物的溶剂，制备高浓度添加样本。按照添加样本制备方法，用添加干扰物相同体积溶剂的样本作为对照样本。干扰样本和对照样本每个样本进行3次重复测定，并记录测量结果。

【实验仪器和试剂】

1. 仪器 分光光度计或自动生化分析仪。

2. 试剂

（1）40g/L血红蛋白贮存液 以新鲜全血自制溶血干扰物。收集EDTA抗凝全血标本2ml，3000r/min离心5分钟，吸走上清液，加入10~15ml的0.9%氯化钠溶液，适度摇动混匀清洗沉积红细胞，3000r/min离心3分钟，吸走上清液。重复3~5次上述过程后收集沉淀，加入纯化水补足2ml，混匀，室温静置10分钟后置冰箱−20℃冷冻过夜，复融后4500r/min离心5分钟，收集上清液，在血液细胞分析仪上测试血红蛋白浓度，根据实测浓度用纯化水配制成浓度为40g/L的血红蛋白贮存液，如浓度低不能符合要求，重复冻融过程。

（2）6840μmol/L胆红素贮存液 根据购买的胆红素原始浓度，用0.9%氯化钠溶液作为稀释液，配制6840μmol/L作为胆红素贮存液。

（3）740mmol/L甘油三酯贮存液 根据购买的甘油三酯原始浓度，用0.9%氯化钠溶液作为稀释液，配制740mmol/L作为甘油三酯贮存液。

（4）葡萄糖样本 根据收集的葡萄糖临床样本的原始浓度，用0.9%氯化钠溶液作为稀释液，分别配制4.40mmol/L和6.70mmol/L的葡萄糖样本。如果葡萄糖临床高值样本浓度不够，需要向样本中添加葡萄糖标准品使样本浓度达到要求，并经过GOD-POD法血糖测定试剂盒赋值。

（5）试剂盒 GOD-POD法葡萄糖测定试剂盒和配套的校准品、质控品。

【实验步骤】

1. 仪器准备 仪器开机后，按照葡萄糖测定试剂盒和配套校准品及质控品的说明书进行校准和室内质控操作。

2. 不同浓度干扰样本制备 分别量取950μl的葡萄糖低值样本（4.40mmol/L）和高值样本（6.70mmol/L）作为基础样本。按照表14-1、表14-2、表14-3分别配制低值对照样本、高值对照样本、各个浓度的低值干扰样本和高值干扰样本。

表14-1 血红蛋白干扰试验样本配制表

样本	基础样本	血红蛋白理论浓度（g/L）	40g/L血红蛋白贮存液（μl）	0.9%氯化钠溶液（μl）
低值对照样本		0.0	0.0	50.0
低值干扰样本1		0.5	12.5	37.5
低值干扰样本2	4.40mmol/L的葡萄糖低值样本950μl	1.0	25.0	25.0
低值干扰样本3		1.5	37.5	12.5
低值干扰样本4		2.0	50.0	0.0
高值对照样本		0.0	0.0	50.0
高值干扰样本1		0.5	12.5	37.5
高值干扰样本2	6.70mmol/L的葡萄糖高值样本950μl	1.0	25.0	25.0
高值干扰样本3		1.5	37.5	12.5
高值干扰样本4		2.0	50.0	0.0

表14-2 胆红素干扰实验样本配制表

样本	基础样本	胆红素理论浓度（μmol/L）	6 840μmol/L胆红素贮存液（μl）	0.9%氯化钠溶液（μl）
低值对照样本		0.0	0.0	50.0
低值干扰样本1	4.40mmol/L的葡萄糖低值样本950μl	93.5	12.5	37.5
低值干扰样本2		187.0	25.0	25.0
低值干扰样本3		280.5	37.5	12.5
低值干扰样本4		374.0	50.0	0.0
高值对照样本		0.0	0.0	50.0
高值干扰样本1	6.70mmol/L的葡萄糖高值样本950μl	93.5	12.5	37.5
高值干扰样本2		187.0	25.0	25.0
高值干扰样本3		280.5	37.5	12.5
高值干扰样本4		374.0	50.0	0.0

表14-3 甘油三酯干扰试验样本配制表

样本	基础样本	甘油三酯理论浓度（mmol/L）	740mmol/L甘油三酯贮存液（μl）	0.9%氯化钠溶液（μl）
低值对照样本		0.00	0.0	50.0
低值干扰样本1	4.40mmol/L的葡萄糖低值样本950μl	9.25	12.5	37.5
低值干扰样本2		18.50	25.0	25.0
低值干扰样本3		27.75	37.5	12.5
低值干扰样本4		37.00	50.0	0.0
高值对照样本		0.00	0.0	50.0
高值干扰样本1	6.70mmol/L的葡萄糖高值样本950μl	9.25	12.5	37.5
高值干扰样本2		18.50	25.0	25.0
高值干扰样本3		27.75	37.5	12.5
高值干扰样本4		37.00	50.0	0.0

3. 测定与计算 用试剂盒在相应的配套仪器上对每个对照样本和干扰样本均重复测定3次，获得测量结果。

【实验结果】

分别计算不同浓度的干扰样本和对照样本的平均值，干扰率（%）的计算公式如下。

$$干扰率(\%) = \frac{\bar{x}_{干扰} - \bar{x}_{对照}}{\bar{x}_{对照}} \times 100\%$$

将各项计算结果分别填入表14-4、表14-5、表14-6中。

表14-4 血红蛋白干扰试验的计算结果

样本	血红蛋白理论浓度（g/L）	平均值（mmol/L）	干扰率（%）	是否符合试剂盒准确度要求
低值对照样本	0.0		—	—
低值干扰样本1	0.5			是/否
低值干扰样本2	1.0			是/否
低值干扰样本3	1.5			是/否
低值干扰样本4	2.0			是/否
高值对照样本	0.0		—	—

样本	血红蛋白理论浓度（g/L）	平均值（mmol/L）	干扰率（%）	是否符合试剂盒准确度要求
高值干扰样本 1	0.5			是/否
高值干扰样本 2	1.0			是/否
高值干扰样本 3	1.5			是/否
高值干扰样本 4	2.0			是/否
结论			通过/不通过	

表 14 – 5　胆红素干扰实验的计算结果

样本	胆红素理论浓度（μmol/L）	平均值（mmol/L）	干扰率（%）	是否符合试剂盒准确度要求
低值对照样本	0.0		—	—
低值干扰样本 1	93.5			是/否
低值干扰样本 2	187.0			是/否
低值干扰样本 3	280.5			是/否
低值干扰样本 4	374.0			是/否
高值对照样本	0.0		—	—
高值干扰样本 1	93.5			是/否
高值干扰样本 2	187.0			是/否
高值干扰样本 3	280.5			是/否
高值干扰样本 4	374.0			是/否
结论			通过/不通过	

表 14 – 6　甘油三酯干扰试验的计算结果

样本	甘油三酯理论浓度（mmol/L）	平均值（mmol/L）	干扰率（%）	是否符合试剂盒准确度要求
低值对照样本	0.00		—	—
低值干扰样本 1	9.25			是/否
低值干扰样本 2	18.50			是/否
低值干扰样本 3	27.75			是/否
低值干扰样本 4	37.00			是/否
高值对照样本	0.00		—	—
高值干扰样本 1	9.25			是/否
高值干扰样本 2	18.50			是/否
高值干扰样本 3	27.75			是/否
高值干扰样本 4	37.00			是/否
结论			通过/不通过	

根据计算结果，判断各个低值干扰样本和高值干扰样本的干扰率是否符合试剂盒准确度的要求，如果得到的干扰物浓度相同，则该浓度作为可接受干扰物浓度；如果不同，则取其中最低作为可接受干扰物浓度。同时，根据试验所得可接受干扰物浓度，判断是否符合试剂盒声称的抗干扰要求。

【注意事项】

1. 干扰物溶剂的选择　溶剂的选择应考虑挥发性和对样本的影响。

2. 干扰物添加的体积　干扰物制备应考虑添加后尽可能少的稀释原样本，一般选择不大于总体积 5%的浓度。

3. 潜在的干扰物　临床样本中常见的异常水平的物质，如血红蛋白、甘油三酯和胆红素；患者服用的药物、食物或其代谢物；样本添加物及在样本采集与处理过程可能接触样本的物质，如抗凝剂、防腐剂；与分析物存在交叉反应的物质。以上物质可能被认为是干扰物，但不局限于以上物质。

4. 干扰评价方法 干扰评价有两种方法，一种是通过添加干扰物方式进行的评价；另一种是使用临床样本进行的评价。本实验采用添加干扰物方式进行干扰物浓度剂量效应评价试验，在实际检测中，可以采取含有潜在干扰物的临床样本进行评价。

【思考题】

1. 干扰和交叉反应的区别是什么？
2. 临床生物化学中免疫比浊法检测项目的分析特异性需要进行哪些实验评价？

（陈力勇 江 叶）

第四章 糖尿病的生物化学实验诊断

实验十五 血清葡萄糖测定及方法比较试验

PPT

临床常用的血清葡萄糖测定方法主要包括己糖激酶法、葡萄糖氧化酶–过氧化物酶法和葡萄糖脱氢酶法，其中己糖激酶法为国际临床化学和检验医学联合会（International Federation of Clinical Chemistry and Laboratory Medicine，IFCC）推荐的参考方法。方法比较试验是将候选方法与准确度已知的方法作对比，以评价候选方法的正确度，同时评价候选方法的系统误差。本实验将己糖激酶法作为比对方法，葡萄糖氧化酶法作为候选方法，对葡萄糖氧化酶法进行评价。

【实验目的】

掌握己糖激酶法和葡萄糖氧化酶法测定血清葡萄糖的原理，方法比较试验的设计原理、基本方法及统计分析；熟悉血清葡萄糖的测定方法和注意事项，方法比较试验的注意事项，评价葡萄糖氧化酶法测定血糖系统误差的方法。

【实验原理】

1. 己糖激酶法（HK 法）测定血清葡萄糖 葡萄糖和三磷酸腺苷（ATP）在镁离子存在条件下被己糖激酶（HK）催化，生成葡萄糖–6–磷酸（G–6–P）与二磷酸腺苷（ADP），G–6–P 经葡萄糖–6–磷酸脱氢酶（G6PD）催化脱氢，生成 6–磷酸葡萄糖酸（6–PG），同时使 NAD^+ 还原为 NADH，NADH 在 340nm 有特异性吸收峰，其吸光度的升高与葡萄糖的含量成正比。反应式如下。

$$葡萄糖 + ATP \xrightarrow{HK,\ Mg^{2+}} G-6-P + ADP$$

$$G-6-P + NAD^+ \xrightarrow{G6PD} 6-PG + NADH + H^+$$

2. 葡萄糖氧化酶–过氧化物酶法（GOD–POD 法）测定血清葡萄糖 葡萄糖氧化酶（GOD）利用氧和水将葡萄糖氧化为葡萄糖酸，并释放过氧化氢（H_2O_2）。过氧化物酶（POD）在色原性氧受体存在时将 H_2O_2 分解为水和氧气，并使色原性氧受体 4–氨基安替比林（4–AAP）和酚去氢缩合为红色醌类化合物，即 Trinder 反应。红色醌类化合物的生成量与样本中葡萄糖含量成正比。在 505nm 波长下测定该醌类化合物吸光度，即可得出葡萄糖含量。反应式如下。

$$葡萄糖 + O_2 + H_2O \xrightarrow{GOD} 葡萄糖酸 + H_2O_2$$

$$H_2O_2 + 4-AAP + 酚 \xrightarrow{POD} 醌类化合物 + H_2O + O_2$$

3. 方法比较试验 用于检测候选方法的系统误差，对一批样品同时用候选方法和比对方法进行测定，计算出两种方法间测定结果的差异，以此计算候选方法在检测样品时可能引入的误差。若选择准确度高的参考方法作为比对方法，可将两个方法间的任何分析误差都归于候选方法。

【实验仪器和材料】

1. 仪器　分光光度计或自动生化分析仪。

2. 试剂

（1）HK 法血糖检测试剂盒和 GOD – POD 法血糖检测试剂盒。试剂主要成分及浓度见表 15 – 1 和表 15 – 2。

表 15 – 1　HK 法测定血糖的试剂组成

	组成成分	浓度
R1	ATP	1.4mmol/L
	NAD +	0.8mmol/L
	G – 6 – PD	380U/L
	三乙醇胺缓冲液（pH 7.5）	50mmol/L
R2	HK	2500U/L

表 15 – 2　GOD – POD 法测定血糖的试剂组成

	组成成分	浓度
R1	磷酸盐缓冲液（pH 6.8）	0.1mol/L
	POD	≥0.4kU/L
	苯酚	10mmol/L
R2	磷酸盐缓冲液（pH 6.8）	0.1mol/L
	GOD	≥90kU/L
	4 – AAP	0.9mmol/L

（2）5.55mmol/L 葡萄糖标准液。

3. 样本　血清样本 40 份或以上，其浓度尽可能覆盖整个分析范围。

【实验步骤】

采用 HK 法和 GOD – POD 法两种方法，严格按照试剂盒说明书对 40 份血清样本分别做双份测定。每次（天）测定 8 个样本，双份测定时第一次按顺序 1、2…7、8，第二次将顺序颠倒过来，按 8、7…2、1，取均值。共测试 5 次（天）。根据实验条件选择手工法或自动化分析。

1. 手工法　HK 法与 GOD – POD 法试剂均按 R1∶R2 = 2∶1 比例混合后使用，HK 法和 GOD – POD 法分别按表 15 – 3 和表 15 – 4 操作。

表 15 – 3　HK 法测定血糖

加入物（μl）	空白管（B）	标准管（S）	测定管（U）
去离子水	12	—	—
标准液	—	12	—
样本	—	—	12
HK 试剂	1500	1500	1500

充分混匀，置 37℃ 水浴 5 分钟，于波长 340nm 处比色，空白管调零，读取各管吸光度。

表15-4 GOD-POD 法测定血糖

加入物（µl）	空白管（B）	标准管（S）	测定管（U）
去离子水	12	—	—
标准液	—	12	—
样本	—	—	12
GOD-POD 试剂	1200	1200	1200

充分混匀，置37℃水浴7分钟，于波长505nm处比色，空白管调零，读取各管吸光度。

2. 自动化分析 HK法和GOD-POD法自动化分析主要参数分别见表15-5和表15-6。

表15-5 HK 法测定血糖自动化分析主要参数

名称	参数	名称	参数
样本量	3.0µl	副波长	/
R1	250µl	温度	37℃
R2	125µl	测定模式	终点法
主波长	340nm	反应时间	300s

表15-6 GOD-POD 法测定血糖自动化分析主要参数

名称	参数	名称	参数
样本量	3.0µl	副波长	/
R1	200µl	温度	37℃
R2	100µl	测定模式	终点法
主波长	505nm	反应时间	420s

【实验结果】

1. 结果计算 按下列公式计算出两种方法分别测定的40个样本的血糖浓度。

$$葡萄糖浓度（mmol/L）= \frac{测定管吸光度（A_U）}{标准管吸光度（A_S）} × 葡萄糖标准液浓度（c_S）$$

2. 数据整理 实验数据记录在表15-7中。

表15-7 方法比较试验数据整理

样本号（i）	HK 法（x）			GOD-POD 法（y）		
	x_{i1}	x_{i2}	$\bar{x}_i$	y_{i1}	y_{i2}	$\bar{y}_i$
1						
2						
3						
…						
40						

3. 作散点图 用所检测的实验结果作散点图，以比对方法（HK法）的测定值作为 x 轴，以候选方法（GOD-POD法）的测定值作为 y 轴。进行双份测定时，候选方法的第一次结果与比对方法的第一次结果作图，第二次结果亦如此。通过散点图，可以直观地看到所测数据的分布趋势，若所有测定值在坐标图上大致呈45°角的直线分布，提示候选方法与比对方法的测定结果之间存在密切的相关关系；若呈明显的曲线分布，虽然统计学上可按照非线性资料处理，但这种情况下，候选实验方法被采用的可能性极小。

4. 统计处理

(1) 回归分析　如果 x、y 之间成直线关系，可作直线回归的统计处理，计算回归方程（$y = a + bx$）和相关系数（r）。

$$r = \frac{\sum\sum (x_{ij} - \bar{x})(y_{ij} - \bar{y})}{\sqrt{\sum\sum (x_{ij} - \bar{x})^2 \sum\sum (y_{ij} - \bar{y})^2}}$$

$$b = \frac{\sum\sum (x_{ij} - \bar{x})(y_{ij} - \bar{y})}{\sum\sum (x_{ij} - \bar{x})^2}$$

$$a = \bar{x} - (b \times \bar{x})$$

$$\bar{x} = a + bx$$

式中 x_{ij} 表示第 i 号样品第 j 次用 HK 法测定的结果；y_{ij} 表示第 i 号样品第 j 次用 GOD-POD 法测定的结果；$\bar{x}$ 表示全部样品用 HK 法测定结果的总均值；$\bar{y}$ 表示全部样品用 GOD-POD 法测定结果的总均值。

散点图上回归方程的截距 a 代表恒定系统误差，回归方程的斜率 b 代表比例系统误差，相关系数 r 代表两种方法的相关性是否密切，$r \geq 0.975$ 或决定系数 $r^2 \geq 0.95$ 说明两方法的相关性良好。

(2) 相关分析　在方法比较试验中，相关系数（r）可作为被评价方法可否被接受的一项统计学指标。对相关系数还应作相关系数的 t 检验，根据检验的统计学公式，即可求出相应的 t_r 值，再按照 $n-2$ 的方法计算出自由度（v），查 t 值表求得 $t_{0.05(v)}$ 及 $t_{0.01(v)}$ 相应的 t 值，若 $t_r > t_{0.05(v)}$，$P < 0.05$，说明实测的相关系数（r）与 0 之间差异显著，两种测定方法的测定结果之间存在相关关系；若 $t_r > t_{0.01(v)}$，$P < 0.01$，说明实测相关系数（r）与 0 之间有非常显著的差异，两种方法的测定值之间存在着高度相关关系。

相关系数（r）的 t 检验统计学公式是：

$$t_r = \frac{r \sqrt{n-2}}{1 - r^2}$$

方法比较试验的数据属于配对资料，因而作配对 t 检验，其统计学公式是：

$$差值标准差(S_d) = \sqrt{\frac{\sum (d - \bar{d})^2}{n-1}} = \sqrt{\frac{\sum d^2 - (\sum d)^2 / n}{n-1}}$$

$$t = \frac{\bar{d}}{S_d \sqrt{n}} \quad 自由度(v) = n-1$$

式中，d 代表候选方法与参考方法测定值的差值（或正或负）；$\bar{d}$ 为差值之平均值；n 为配对数。

t 值公式中的分子部分是两种方法的偏差值，表明方法间系统误差的大小。分母是平均偏差标准误，反映方法比较试验中随机误差的大小。因此 t 值是方法比较试验中系统误差和随机误差的比值。

5. 方法学评价　将候选方法的系统误差（SE）与不同医学决定水平（X_c）的允许误差（E_A）作比较，即血糖测定的 X_c 为 2.78mmol/L、6.99mmol/L、11.0mmol/L 时，按下面公式计算，以确定候选方法的 SE 是否可接受。E_A 值对应分别为 0.083mmol/L、0.175mmol/L、0.278mmol/L。

$$|(a + b X_c) - X_c| < E_A$$

【注意事项】

1. HK 法

(1) HK 法正确度和精密度高，HK 和 G-6-PD 是本反应中关键的工具酶，必须使用高纯度产品，NAD$^+$ 的纯度要求达 98% 以上，Mg^{2+} 为 HK 的激活剂，EDTA 为抑制剂。

（2）样本可用于检测血清、血浆、脑脊液和尿液中葡萄糖含量。血清或血浆内的葡萄糖 30℃ 稳定 4 小时，2~8℃ 稳定 24 小时，冷冻可保存更长时间。

（3）本方法适用于自动化分析，轻度溶血、脂血、黄疸、氟化钠、肝素、EDTA 和草酸盐等对本法的测定结果干扰较小。但严重的溶血致使红细胞内有机磷酸酯及一些酶类释放，消耗 NAD$^+$，可使葡萄糖测定值下降 6.6%~32%。

（4）试剂于 2~8℃ 避光保存。

2. GOD – POD 法

（1）葡萄糖氧化酶仅对 β – D – 葡萄糖高度特异，溶液中的葡萄糖约 36% 为 α 型、64% 为 β 型。葡萄糖的完全氧化需要 α 型到 β 型的变旋过程。国外有些商品葡萄糖氧化酶试剂盒中含有葡萄糖变旋酶，促进 α – D – 葡萄糖转变为 β – D – 葡萄糖。这一过程在极谱法测定葡萄糖（速率法）时尤为重要。在终点法中，延长孵育时间可完成自发变旋过程。新配制的葡萄糖标准液主要是 α 型，因此必须放置 2 小时以上（最好过夜），待变旋平衡后方可应用。

（2）葡萄糖氧化酶 – 过氧化物酶法可用于测定脑脊液葡萄糖含量，但不能测定尿液葡萄糖含量，因为尿液中尿酸等还原性物质浓度过高。本方法易受到一些还原性物质如尿酸、维生素 C、胆红素和谷胱甘肽等的干扰，干扰物质可与还原性物质竞争过氧化氢，从而消耗反应过程中所产生的过氧化氢，使测定结果假性降低。

（3）测定样本用血清或以草酸钾 – 氟化钠为抗凝剂的血浆。抗凝管的制备方法如下：称取草酸钾 6g，氟化钠 4g，用蒸馏水溶解并定容至 100ml；吸取 0.1ml 到各支试管中，置于 80℃ 恒温干燥箱中烘干。该抗凝管可抗凝 2~3ml 血液在 3~4 天内不凝固。

（4）严重黄疸、溶血及乳糜样血清应先制备无蛋白血滤液，然后再进行测定。

（5）本方法的线性范围可达 27.8mmol/L，回收率 94%~105%，批内 CV 为 0.7%~2.0%，批间 CV 约 2%，日间 CV 为 2%~3%。

3. 方法比较试验

（1）一般测定样本量为 40~100 例，包括各种疾病的样本，即包括在常规工作中可能遇到的整个分析范围（25% 的样本应低于参考区间下限，50% 的样本在参考区间之内，25% 的样本高于参考区间）。选择合适浓度的样本比增加试验样本的数量更加重要。

（2）一般每个样本用两种方法各测定一次，最好各测定两次，不是平行测定，而是分两批次进行测定。要求在同一天的 4 小时之内分别完成两次测定。每天测定 2~5 个样本，测定 5~20 天，收集数据待处理。

（3）在方法比较试验中的相关系数 r 可作为候选方法可否被接受的指标，但 r 值随患者标本测定范围的增加而增大，因此在配对资料分析中，不应片面地根据相关系数 r 来判断两种方法分析结果的符合程度。

（4）实际方法比较时，x 与 y 值都有偶然误差存在，b 与 a 只是估计值，需要确定其可信限。在评价一种候选方法时，如果 a 为 0，b 的数值稍偏离 1.0，那么这种偏离程度是否小到可以忽略不计，因而使候选方法可以接受，这就需要参考 a 及 b 值的变动范围，根据经验判断是否适用于临床检验的目的。

【思考题】

1. 简述 HK 法和 GOD – POD 法测定血清葡萄糖的基本原理以及各自的优缺点。

案例分析

2. 有哪些因素可能会影响血清葡萄糖的测定？如何克服？

（张 涛）

实验十六 离子交换高效液相色谱法测定血清糖化血红蛋白

PPT

糖化血红蛋白（glycosylated hemoglobin，GHb）测定是临床上诊断糖尿病、评估血糖控制效果的重要手段之一。目前临床实验室应用的糖化血红蛋白分析仪，多采用离子交换高效液相色谱法。

微课/视频

【实验目的】

掌握离子交换高效液相色谱法测定 GHb 的原理；熟悉 GHb 的测定方法与注意事项；了解 GHb 的组成。

【实验原理】

血红蛋白（hemoglobin，Hb）由 HbA、HbA$_2$、HbF 组成，HbA 又可分为非糖化血红蛋白 HbA$_0$（93%~95%）和糖化血红蛋白 HbA$_1$（5%~7%）。GHb 是葡萄糖与血红蛋白 β 链 N 末端缬氨酸残基发生非酶促反应形成的稳定化合物，其中 HbA$_1$ 又可分为 HbA$_{1a1}$、HbA$_{1a2}$、HbA$_{1b}$、HbA$_{1c}$ 等亚组分。值得注意的是 HbA$_{1a1}$、HbA$_{1a2}$、HbA$_{1b}$ 均不是与葡萄糖结合而是与其他糖类结合的产物，只有 HbA$_{1c}$ 才是"真正"与葡萄糖结合且占比较多。HbA$_{1c}$ 具备较好的特异性、稳定性和精确性，符合国际标准化要求，是目前公认的反映长期血糖控制状况的重要指标。

目前临床实验室测定 GHb 的方法有多种，按原理可分为两大类：一类是基于糖化与非糖化血红蛋白所带电荷不同，如离子交换色谱法、电泳法等；另一类是基于糖化与非糖化血红蛋白的结构不同，如免疫法、亲和层析法及酶法等。本实验使用离子交换高效液相色谱分析测定 GHb，基于该方法的分析系统如图 16-1 所示。

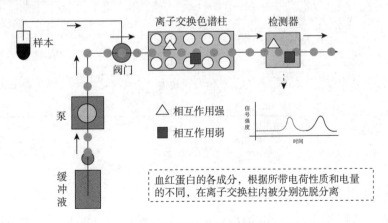

图 16-1 离子交换高效液相色谱分析系统示意图

不同组分的 Hb 与糖结合后在弱酸性条件下所带电荷性质和数量存在差异，在 pH6.0~6.6 环境中，Hb 带正电荷，而 GHb 所带负电荷数有所增加，各组分带负电荷数依次为 $HbA_{1a} > HbA_{1b} > HbF$，$HbA_{1c}$ 几乎不带正电荷。GHb 各组分因与色谱柱的作用力强弱不同而被先后洗脱分离，如图 16 − 2 所示，经扫描测定洗脱峰下面积，可计算 HbA_{1c} 占比。

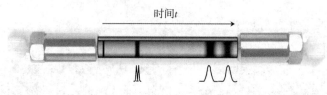

图 16 − 2　色谱柱内部作用示意图

【实验仪器和试剂】

1. **仪器**　糖化血红蛋白自动分析仪（高效液相色谱法）。
2. **离子交换色谱柱**　主要填充材料为甲基丙烯酸酯共聚物的亲水性聚合物。
3. **试剂**　由溶血剂、洗脱液 A、洗脱液 B 组成，试剂主要成分及浓度见表 16 −1。

表 16 −1　高效液相色谱法测定糖化血红蛋白的试剂组成

组成成分		浓度
溶血剂	磷酸缓冲液	8g/L
洗脱液 A	琥珀酸缓冲液	10g/L
洗脱液 B	磷酸缓冲液	10g/L

【实验步骤】

1. **样品准备**　按照临床实验室检测的常规方法，采用含有 EDTA − K_2 抗凝剂的采血管，采集静脉血 ≥1ml。
2. **进样分析**　将样品充分混匀后放入仪器自动取样器中进行检测分析，自动化分析主要参数见表 16 −2。

表 16 −2　高效液相色谱法测定糖化血红蛋白自动化分析主要参数

名称	参数	名称	参数
样本量	16μl	洗脱梯度2	A：B =68% ：32%
测定模式	全血模式	主波长	415nm
溶血剂	10000μl	副波长	500nm
洗脱液 A	2000μl	色谱柱温度	37℃
洗脱液 B	150μl	流速	1.8ml/min
洗脱梯度1	A：B =100% ：0%	洗脱时间	70s

【实验结果】

Hb 各组分波峰按其从色谱柱中洗脱出来的顺序如图 16 −3 所示，从左到右分别为 A_{1a}、A_{1b}、F、LA_{1c}（不稳定糖化血红蛋白）、SA_{1c}（HbA_{1c}）和 A_0，其中 SA_{1c}（HbA_{1c}）峰显示为灰色（需说明，采用不同色谱柱和试剂类型的仪器，色谱图中的峰型及位置关系可能不同）。计算 HbA_{1c} 峰面积与总 Hb 面积的比值，得到 HbA_{1c} 的百分数占比（其他组分占比计算方法亦如此）。

$$HbA_{1c}(\%) = \frac{HbA_{1c}峰面积}{Hb 总面积} \times 100\%$$

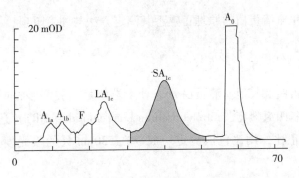

图 16－3 血红蛋白高效液相色谱示意图

【注意事项】

1. 全血样本在4℃冰箱可稳定4~7天，－70℃或更低温度可长期储存，但－20℃不宜长期储存。变异血红蛋白如 HbS、HbC、HbD 和 HbE 等可使测定结果假性降低或升高，主要取决于变异血红蛋白的种类和所采用的测定方法。

2. 抗凝剂肝素可使本试验结果增高，EDTA 和氟化物则不影响试验结果。

3. 离子交换高效液相法测定 HbA$_{1c}$具有准确度高、重复性好、自动化操作简单等优点，但层析效果受温度、缓冲液离子强度和 pH 的影响。所用离子交换分析柱可检测样本的数量有一定限制，达到检测数量上限应及时更换，不可超量使用。

4. GHb 中碳水化合物部分由醛亚胺键连接者称为不稳定的 GHb，由酮亚胺键连接者称为稳定的 GHb，前者对血糖的急性改变敏感，后者不受血糖短期波动的影响。这两种 GHb 所带电荷类似，不能用层析技术分离，应采用一定方法将不稳定 GHb 去除，如低于 pH 5.0 条件下，不稳定 GHb 可全部分解，且不影响其他 Hb 层析分离特性。

【思考题】

1. 简述离子交换高效液相色谱法测定糖化血红蛋白的原理。哪些物质可能对检测结果存在干扰？
2. 简述离子交换高效液相色谱法测定糖化血红蛋白的注意事项。

（代 勇）

 实验十七 果糖胺法测定血清糖化血清蛋白

PPT

糖化血清蛋白的主要成分为糖化清蛋白（glycated albumin，GA），还包括糖化球蛋白、脂蛋白和氨基酸等，临床上检测 GA 的浓度水平能够反映过去2~3周平均血糖水平，对糖尿病的鉴别诊断、疗效监测及其并发症的防治具有重要意义。

【实验目的】

掌握果糖胺法测定糖化血清蛋白的原理；熟悉其测定方法与注意事项；了解糖化血清蛋白的组成。

【实验原理】

血清中的葡萄糖与白蛋白及其他血清蛋白分子 N 末端的氨基酸可形成酮胺结构，即果糖胺。碱性条件下果糖胺可将氯化硝基四氮唑蓝（nitrotetrazolium blue chloride，NBT）还原成紫色物质甲䐶，其生成量与血清果糖胺浓度成正比，用比色法测定生成物在 530nm 处的吸光度，即可得出血清果糖胺的浓度。

【实验仪器和试剂】

1. 仪器 分光光度计或自动生化分析仪。

2. 试剂 试剂主要成分及浓度见表 17 - 1。

表 17 - 1 果糖胺法测定糖化血清蛋白的试剂组成

	组成成分	浓度
R1	碳酸盐	100mmol/L
	尿酸酶	≥400U/L
	胆酸钠	3.0mmol/L
	表面活性剂	适量
R2	磷酸二氢钠	20mmol/L
	NBT	3.0mmol/L

另外可配制反应终止剂，用于提高手工实验的可操作性。

3. 标准液 450μmol/L 1 - 脱氧 - 1 - 吗啉果糖。

4. 终止剂（10％冰醋酸溶液） 吸取 10ml 冰醋酸加去离子水稀释至 100ml。

【实验步骤】

1. 手工法 取 3 支试管，分别标记为空白管、标准管和测定管。试剂按 R1：R2 = 4：1 混合使用，按表 17 - 2 操作。

表 17 - 2 果糖胺法测定糖化血清蛋白

加入物（μl）	空白管（B）	标准管（S）	测定管（U）
去离子水	200	—	—
标准液	—	200	—
样本	—	—	200
	试剂使用前在 37℃ 水浴预热 5 分钟		
试剂	2500	2500	2500
	充分混匀后 37℃ 水浴 15 分钟		
终止剂	200	200	200

充分混匀后，在波长 530nm 处比色，空白管调零，读取各管吸光度。

2. 自动化分析　主要参数见表 17 – 3。

表 17 – 3　果糖胺法测定糖化血清蛋白自动化分析主要参数

名称	参数	名称	参数
样本量	20μl	温度	37℃
R1	200μl	测定模式	速率法
R2	50μl	孵育时间	4 ~ 5min
主波长	546nm	连续测定时间	1 ~ 2min
副波长	700nm		

【实验结果】

$$糖化血清蛋白浓度(mmol/L) = \frac{测定管吸光度(A_U)}{标准管吸光度(A_S)} \times 标准液浓度(c_S)$$

【注意事项】

1. 样本乳糜、pH、反应温度和反应时间对检测结果有影响，须严格控制。

2. 肝素类药物、高浓度维生素 C 等可影响测定结果。

3. 采集样本前，患者应空腹 10 ~ 12 小时，停止服用可能影响检测结果的药物。采集过程中，避免溶血影响检测结果。

4. 加入 NBT 溶液后应立即开始计时，孵育 15 分钟后，在血清样本管中加入终止剂，充分混匀后再进行比色测定。

【思考题】

1. 简述果糖胺法测定糖化血清蛋白的原理。哪些物质可能对检测结果存在干扰？

2. 简述果糖胺法测定糖化血清蛋白的注意事项。

（代　勇）

实验十八　乳酸氧化酶法测定全血乳酸

PPT

乳酸是糖代谢的中间产物，血液中其浓度的检测在乳酸性酸中毒、器官功能不全、心肌缺血、严重感染或感染性休克等疾病的诊断、疗效评估以及并发症的诊断和鉴别诊断上有重要意义。乳酸的测定方法主要有酶法、化学氧化法、电化学法和酶电极感应器法等，其中酶法灵敏度高且适用于自动化分析，为目前临床常用方法。

【实验目的】

掌握乳酸氧化酶法测定全血乳酸的原理；熟悉乳酸的测定方法和注意事项；了解乳酸其他的检测方法。

【实验原理】

乳酸在乳酸氧化酶（LOX）的作用下生成丙酮酸盐和过氧化氢（H_2O_2），H_2O_2与4-氨基安替比林（4-AAP）、苯胺化合物在过氧化物酶（POD）的催化下反应生成红色醌类化合物，此化合物生成量与样本中乳酸含量成正比，在546nm波长下测定该醌类化合物吸光度，即可得出乳酸含量。反应式如下。

$$乳酸 + O_2 \xrightarrow{LOX} 丙酮酸盐 + H_2O_2$$
$$H_2O_2 + 4-AAP + 苯胺化合物 \xrightarrow{POD} 醌类化合物 + H_2O$$

【实验仪器和试剂】

1. 仪器 分光光度计或自动生化分析仪。

2. 试剂

（1）乳酸测定试剂盒 试剂主要成分及浓度见表18-1。

表18-1 乳酸氧化酶法测定全血乳酸的试剂组成

	组成成分	浓度
R1	苯胺化合物	（0.1~10）mmol/L
R2	4-AAP	（0.05~5）mmol/L
	POD	（0.5~20）kU/L
	LOX	（1~20）kU/L

（2）20mmol/L乳酸锂储存液 称取乳酸锂192mg，溶于100ml去离子水中，混匀后保存于4℃冰箱，可稳定6个月。

（3）乳酸锂标准应用液 可根据使用需求配制不同浓度的标准品，稀释上述储存液制得。

3. 样本 肝素-氟化钠抗凝全血。

【实验步骤】

1. 手工法 取3支试管，试剂按R1:R2=3:1混合后使用，按表18-2操作。

表18-2 乳酸氧化酶法测定乳酸

加入物（μl）	空白管（B）	标准管（S）	测定管（U）
去离子水	15	—	—
乳酸锂标准液	—	15	—
样本	—	—	15
混合试剂	1400	1400	1400

充分混匀，置37℃水浴5分钟，于波长546nm处比色，空白管调零，读取各管吸光度。

2. 自动化分析 自动化分析主要参数见表18-3。

表18-3 乳酸氧化酶法测定乳酸自动化分析主要参数

名称	参数	名称	参数
样本量	3.0μl	副波长	660nm

续表

名称	参数	名称	参数
试剂1	210μl	温度	37℃
试剂2	70μl	测定模式	终点法
主波长	546nm	反应时间	600s

【实验结果】

$$全血乳酸浓度（mmol/L）= \frac{测定管吸光度（A_U）}{标准管吸光度（A_S）} \times 乳酸锂标准液浓度（c_S）$$

【注意事项】

1. 抗凝剂的选择 抗凝剂要选择肝素－氟化钠，因草酸钾对乳酸氧化酶有一定的抑制作用，故不能选择草酸钾作为抗凝剂。

2. 样本保存 样本应在低温条件下运输保存，样本中乳酸在2~8℃可稳定2天，−20℃可稳定15天。由于糖酵解，25℃条件下，乳酸浓度可在3分钟内增加约20%，半小时内增加约70%，故应尽快处理好全血。低温保存的待检样本使用前应平衡至室温，样本应避免反复冻融。

3. 采血前准备 为避免分析前其他因素对乳酸检测结果的影响，患者在采血前应保持空腹和完全静息至少2小时，使血中乳酸浓度达到相对稳定的状态。

【思考题】

1. 简述全血乳酸水平与心肌梗死、心功能不全等心血管疾病之间的关系。
2. 针对不同年龄段和性别，全血乳酸测定的参考区间有何差异？

（张 涛）

第五章　高脂血症的生物化学实验诊断

实验十九　磷酸甘油氧化酶法测定血清甘油三酯及吸收光谱分析

PPT

血清甘油三酯（triglyceride，TG）主要存在于极低密度脂蛋白（very low - density lipoprotein，VLDL）和乳糜微粒（chylomicron，CM）中，也是冠心病的独立危险因素，目前临床检测血清 TG 的方法主要有化学法和酶法。吸收光谱曲线又名吸收曲线，是描述某种具有一定浓度的溶液对不同波长下光吸收程度的关系曲线。本实验重点介绍磷酸甘油氧化酶法测定血清 TG 以及吸收光谱曲线的绘制方法。

【实验目的】

掌握磷酸甘油氧化酶法测定血清 TG 的基本原理和主要操作流程，吸收光谱的基本原理和吸收光谱曲线的绘制；熟悉磷酸甘油氧化酶法测定血清 TG 的干扰因素。

【实验原理】

1. 磷酸甘油氧化酶法（GPO - PAP 法）测定 TG　TG 被脂蛋白脂肪酶（LPL）水解，生成甘油和游离脂肪酸（FFA）。甘油在甘油激酶（GK）存在的条件下被三磷酸腺苷（ATP）磷酸化，生成甘油 - 3 - 磷酸和 ADP。甘油 - 3 - 磷酸经甘油 - 3 - 磷酸氧化酶（GPO）催化（氧化），产生过氧化氢（H_2O_2）和磷酸二羟丙酮。H_2O_2、4 - 氯酚和 4 - 氨基安替比林（4 - AAP）在过氧化物酶（POD）的催化下被氧化，生成红色的醌类化合物，505nm 处吸光度的增加与样品中 TG 的含量成正比。反应式如下。

$$TG + 3H_2O \xrightarrow{LPL} 甘油 + FFA$$

$$甘油 + ATP \xrightarrow{GK,\ Mg^{2+}} 甘油 - 3 - 磷酸 + ADP$$

$$甘油 - 3 - 磷酸 + O_2 \xrightarrow{GPO} H_2O_2 + 磷酸二羟丙酮$$

$$H_2O_2 + 4 - 氯酚 + 4 - AAP \xrightarrow{POD} 醌类化合物 + H_2O + HCl$$

2. 吸收光谱分析　吸收光谱中不同物质因其分子结构的不同，导致其吸收曲线也有不同的特征。因此，当以不同波长的单色光作为入射光，测定某一溶液的吸光度，然后以入射光的不同波长为横坐标，相应的吸光度为纵坐标作图，可得到溶液的吸收光谱曲线。样本的最大吸收波长就是在不同波长的单色光作为入射光经过样品后，在吸光度值最大时所对应的波长就是样品的最大吸收波长。

【实验仪器和试剂】

1. 实验仪器　分光光度计或自动生化分析仪。

2. 试剂

（1）TG 液体酶试剂　试剂主要成分及浓度见表 19 - 1。

表 19 – 1　GPO – PAP 法测定甘油三酯的试剂组成

	组成成分	浓度
R1	4 – 氯酚	4.7mmol/L
	PIPES 缓冲液	50mmol/L（pH 6.8）
	GK	≥250U/L
	ATP	≥1.4mmol/L
	GPO	≥3000U/L
	POD	≥1000U/L
	$MgCl_2$	≥40mmol/L
	胆酸钠	3.5mmol/L
	高铁氰化钾	10μmol/L
	表面活性剂	0.1g/L
R2	LPL	≥2000U/L
	4 – 氨基安替比林（4 – AAP）	≥1.0mmol/L

（2）2.26mmol/L TG 标准液　准确称取三油酸甘油酯（平均分子量 885.4）200mg，加 Triton X – 100 5ml，用蒸馏水或去离子水定容至 100ml，分装后，4℃保存备用，可稳定 3~7 天，切勿冰冻保存。

【实验步骤】

1. 单试剂法　将 R1∶R2 = 4∶1 比例混合后使用，取试管 3 支，标明空白管、标准管和测定管，按表 19 – 2 操作。

表 19 – 2　单试剂法测定血清 TG

加入物（μl）	空白管（B）	标准管（S）	测定管（U）
去离子水	10	—	—
TG 标准液	—	10	—
样本	—	—	10
酶混合试剂	1000	1000	1000

充分混匀，置于 37℃水浴 5 分钟，使用分光光度计或自动生化分析仪，空白管调零，在波长 400~780nm 范围选择 20 个测量点。每隔 20nm 测量一次吸光度，每个测量点测 3 次，取均值并记录各波长下标准管和测定管的吸光度。

2. 双试剂法　取试管 3 支，标明空白管、标准管和测定管，按表 19 – 3 操作。

表 19 – 3　双试剂法测定血清 TG

加入物（μl）	空白管（B）	标准管（S）	测定管（U）
去离子水	10	—	—
TG 标准液	—	10	—
样本	—	—	10
R1	800	800	800
充分混匀，置 37℃水浴 5 分钟			
R2	200	200	200

充分混匀各管，置 37℃水浴 5 分钟，使用分光光度计或自动生化分析仪，空白管调零，在波长 400~780nm 范围选择 20 个测量点。每隔 20nm 测量一次吸光度，每个测量点测 3 次，取均值并记录各

波长下标准管和测定管的吸光度。

【实验结果】

1. 作图 以波长 λ（nm）为横坐标，对应的吸光度 A 为纵坐标作图，绘制标准管和测定管反应液的吸收光谱曲线。由吸收光谱曲线找出最大吸收波长 $\lambda_{S(max)}$ 和 $\lambda_{U(max)}$，并测定曲线峰高和半峰宽。示例图见图 19 – 1。

2. 计算 根据所绘制的光吸收曲线，找出标准管和测定管最大吸收波长所对应的吸光度 A_S 和 A_U，并计算出测定管 TG 浓度。

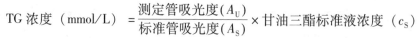

$$TG\text{ 浓度（mmol/L）} = \frac{\text{测定管吸光度}(A_U)}{\text{标准管吸光度}(A_S)} \times \text{甘油三酯标准液浓度}(c_S)$$

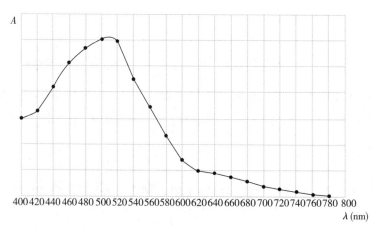

图 19 – 1 吸收光谱示例图

【注意事项】

1. 血清 TG 易受到饮食的影响，进食后，血清中 TG 明显上升，2 ~ 4 小时内即可出现血清混浊，8 小时以后接近空腹水平。因此，应空腹 8 ~ 12 小时后再进行采血，抽血前 72 小时内不饮酒，否则将会使检测结果偏高。

2. 取血后应及时分离血清（血浆），以免红细胞膜磷脂在磷脂酶的作用下产生游离甘油。

3. 以血浆做样本时应注意抗凝剂的影响，通常选择 EDTA – K_2（1mg/ml）。严重的脂肪乳糜、溶血和黄疸可使测定结果偏高；维生素 C 浓度过高时，可使测定结果偏低。

4. 样本 4℃ 存放不宜超过 3 天，避免 TG 水解释放出甘油。本方法没有进行抽提和吸附，所以血清中游离甘油（free glyeerol，FG）对 TG 的测定结果有一定影响。

5. 所用酶试剂应在 4℃ 下避光保存，可稳定 3 ~ 7 天，当出现红色时不可再用，试剂空白的吸光度应 ≤0.05。

6. 本实验的线性上限为 12.93mmol/L，若超出此线性范围或血清明显浑浊，应使用生理盐水稀释后再测。

7. 选择最大吸收波长，以提高测定灵敏度，最大吸收峰或附近有干扰波时，可选择其他波长。最大吸收峰越高，灵敏度越高。半峰宽太大，受其他吸收峰干扰的可能性增大；半峰宽太小，可能受仪器波长漂移的影响。

8. 双试剂法中血清与 R1 先混匀，让血清中的 FG 在 R1 中相关酶作用下反应而不显色，然后再加入 R2，启动 TG 的反应，以消除 FG 的干扰。

【思考题】

1. 简述磷酸甘油氧化酶法测定血清甘油三酯的原理。
2. 简述吸收光谱分析的基本原理。
3. 如何去除血清中游离甘油的干扰？

案例分析

（金尚佳）

实验二十 胆固醇氧化酶法测定血清总胆固醇及室内质控图绘制

PPT

血清中总胆固醇（total cholesterol，TC）测定方法分为化学法和酶法两大类，目前国内外临床实验室多采用胆固醇氧化酶法。室内质控是指检验人员按照一定的频度连续测定质控品，并进行分析和评价本批次测量结果的可靠程度，以此判断检验报告是否可发出。

【实验目的】

掌握胆固醇氧化酶法测定血清 TC 的原理和主要操作流程，室内质控的基本原理、Levey - Jennings 质控图的绘制方法；熟悉血清 TC 的测定方法和注意事项，了解室内质控图的类型和发展。

【实验原理】

1. 胆固醇氧化酶法（COD – PAP 法）测定血清总胆固醇 血清中 TC 包括游离胆固醇（FC）和胆固醇酯（CE）两部分，CE 可被胆固醇酯酶（ChE）水解为游离胆固醇（FC）和游离脂肪酸（FFA），FC 在胆固醇氧化酶（COD）的氧化作用下生成 Δ^4 – 胆甾烯酮和过氧化氢（H_2O_2）。H_2O_2 经过氧化物酶（POD）催化与 4 – 氯酚和 4 – 氨基安替比林（4 – AAP），生成红色的醌类化合物，该指示反应为 Trinder 反应，505nm 处吸光度的增加与样品中 TC 的含量成正比。反应式如下。

$$CE \xrightarrow{\text{ChE}} FC + FFA$$

$$FC + O_2 \xrightarrow{\text{COD}} \Delta^4 – 胆甾烯酮 + H_2O_2$$

$$H_2O_2 + 4 – 氯酚 + 4 – AAP \xrightarrow{\text{POD}} 醌类化合物 + H_2O + HCl$$

2. 室内质控图绘制 Levey - Jennings 质控方法以质控品 20 次以上测定结果计算均值（$\bar{x}$）和标准差（S），$\bar{x} \pm 2S$ 为警告限，$\bar{x} \pm 3S$ 为失控限来绘制的质控图。质控品应随着每个分析批次一起检测，将测定结果绘制在质控图上，对质控图形进行分析。

本试验中，将同一质控品进行分装，分发给学生进行测定，收集测定数据。将测定次数作为横坐标（每批次），测定结果作为纵坐标，绘制质控图。

【实验仪器和试剂】

1. 仪器 分光光度计或自动生化分析仪。

2. 试剂

（1）TC 液体酶试剂 试剂主要成分及浓度见表 20-1。

表 20-1 COD-PAP 法测定胆固醇的试剂组成

组成成分	浓度
PIPES 缓冲液	75mmol/L（pH 6.8）
胆固醇酯酶（ChE）	≥800U/L
胆固醇氧化酶（COD）	≥500U/L
过氧化物酶（POD）	≥1000U/L
4-氨基安替比林（4-AAP）	0.5mmol/L
苯酚	3.5mmol/L

（2）5.17mmol/L 胆固醇标准液 称取胆固醇 200mg，异丙醇配成 100ml 溶液，分装后，4℃保存可稳定 1 周，备用。

（3）质控品 收集无溶血、无脂浊、无肝炎病毒污染的多份人血清样品，混合后分装冻存，作为本实验模拟质控血清使用，也可购置商品化质控品。

【实验步骤】

1. 手工法 将实验同学分组，共 20 组，各组取试管 3 支，标明空白管、标准管和测定管，按表 20-2 进行操作。

表 20-2 COD-PAP 法测定总胆固醇

加入物（μl）	空白管（B）	标准管（S）	测定管（U）
去离子水	10	—	—
TC 标准液	—	10	—
样本	—	—	10
酶试剂	1000	1000	1000

充分混匀，置 37℃水浴 10 分钟，在 500nm 波长处比色，空白管调零，读取各管吸光度。

2. 自动化分析 自动化分析主要参数见表 20-3。

表 20-3 COD-PAP 法测定总胆固醇自动化分析主要参数

名称	参数	名称	参数
样本量	10μl	副波长	700nm
试剂量	1000μl	温育时间	5min
反应温度	37℃	测定模式	终点法
主波长	500nm		

3. 质控品靶值和控制限的确定 以 20 次重复检测质控品的结果，计算均值（$\bar{x}$）和标准差（S），质控图通过 $\bar{x}$ 和 S 来衡量指标是否在稳定状态，以 $\bar{x} \pm 2S$ 为警告线，$\bar{x} \pm 3S$ 为失控限绘制。即在纵坐标上标明 $\bar{x}$、$\bar{x} \pm 2S$、$\bar{x} \pm 3S$ 的标志，并将其具体数值标在左侧标尺上。使用 $\bar{x}$ 作为质控图的中心线

（CL），用 $\bar{x} + 3S$ 作为控制上限（UCL），用 $\bar{x} - 3S$ 作为控制下限（LCL）。图中用黑笔画出 $\bar{x}$ 线为靶值线，然后用蓝笔画出平行 $\bar{x}$ 轴的 $\bar{x} \pm 2S$ 线，称警告线；用红笔画出 $\bar{x} \pm 3S$ 线，称失控线，即为一张"空白质控图"。其中，y 轴为浓度单位，x 轴为日期或分析批次。质控图上应注明：项目、方法、仪器种类、波长、检测日期、$\bar{x}$、S、变异系数（CV%）及每一小格代表的含量或吸光度和操作者等信息。

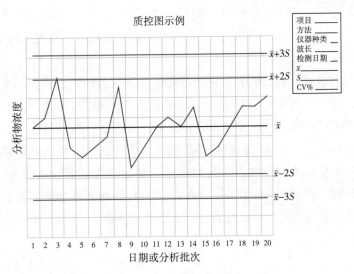

图 20 - 1　质控图示例

【实验结果】

1. 结果计算

$$血清\ TC\ 浓度（mmol/L）= \frac{测定管吸光度（A_U）}{标准管吸光度（A_S）} \times 胆固醇标准液浓度（c_S）$$

2. 质控图的绘制　以测定次数为横坐标，均值、标准差定出纵坐标绘制空白质控图，将 20 组同学的血清 TC 测定结果分别点在血清 TC 检测"空白质控图"上，并用直线连接各点。

3. 进行质控分析　依据质控判断规则对质控情况进行分析，具体参照临床生物化学检验理论教材第二章。

【注意事项】

1. 血红蛋白高于 2g/L 时可对总胆固醇测定引起正干扰，胆红素高于 0.1g/L 时有明显负干扰，血中维生素 C 与甲基多巴浓度高于治疗水平时，会使结果降低。

2. 胆固醇氧化酶法测定胆固醇的线性范围上限为 19.38mmol/L，如果超过范围，以生理盐水稀释后再测定。

3. 如需检测血清游离胆固醇浓度，将酶试剂成分中胆固醇酯酶去掉即可。

4. 检测 TC 的血清样本密闭保存时，在 4℃ 可稳定 1 周，-20℃ 可稳定半年以上。如为血浆样本，抗凝剂通常使用 EDTA - K_2（1mg/ml）。

5. 质控品的正确使用与保存　使用和保存质控品时应注意：①严格按质控品说明书操作；②应根据不同的检测项目，选择适当的质控品；③冻干质控品复溶，要确保所用溶剂的质量，且加量要准确；④冻干质控品复溶时应轻轻摇匀，使内容物完全溶解，切忌剧烈振摇；⑤质控品应严格按使用说明书规定方法保存，不使用超过保质期的质控品；⑥质控品要在与患者样品同样测定条件下进行测定。

6. 质控品　质控品应：①均一、稳定，与样本具有相似或相同的基质；②如条件允许，可储存一年或以上的用量；③瓶间变异应小于分析系统的变异；④如果没有商品化质控品，实验室可以自制质控品；⑤所选质控品的浓度应位于临床有意义的浓度范围内；⑥若使用定值质控品，原有标定值仅作参考，必须由实验室重复测定来确定暂定和常用靶值和标准差。

7. 特殊情况的处理 对于某些不是每天开展的项目、试剂盒有效期较短的项目，用上述方法计算获得均值 $\bar{x}$ 和标准差 S 有较大难度。采用格拉姆斯法则（Grubbs），即异常值取舍法（即刻质控统计法），只需连续测定 3 次，即可对第 3 次检验结果进行检验和控制。当检测超过 20 次后，可转入使用常规的质控方法进行质控。

8. 失控原因及失控后处理 操作者在测定质控时，如发现质控数据违背了质控规则，应填写失控报告，上交专业主管，由专业主管做出是否发出与测定质控品相关的该批患者样品检验报告的决定。失控信号的出现受多种因素影响，包括操作失误，试剂、校准品、质控品失效，仪器维护不良以及采用的质控规则、控制限范围、一次测定的质控样品数等。失控信号一旦出现，意味着与测定质控品相关的那批患者样品报告可能作废。此时，首先要尽量查明导致失控原因并解决，直到质控恢复再控，然后再随机挑选出失控前报告中的一定比例（5% 或 10%）的患者样本进行重新测定，最后根据既定标准判断先前测定结果是否可接受，对此前报告做出正确的判断。

【思考题】

1. 简述胆固醇氧化酶法检测血清总胆固醇的基本原理。
2. 影响胆固醇氧化酶法检测血清总胆固醇的因素有哪些？
3. 室内质量控制如何进行失控原因的分析？失控后如何处理？

（金尚佳）

实验二十一　匀相法测定血清高密度脂蛋白胆固醇

PPT

高密度脂蛋白胆固醇（high - density lipoprotein cholesterol，HDL - C）的测定多采用匀相测定法，此类方法免去了样本预处理步骤，可直接上机测定，被临床实验室广泛接受。常用的匀相法包括聚乙二醇修饰酶法、选择性抑制法和清除法等，本实验重点介绍直接法 - 过氧化氢酶清除法。

【实验目的】

掌握直接法 - 过氧化氢酶清除法测定血清 HDL - C 的基本原理；熟悉血清 HDL - C 的测定方法及注意事项。

【实验原理】

试剂 1（R1）中具有特异选择性的强离子缓冲液与表面活性剂曲拉通 X - 100（TritonX - 100）作用于血清中 CM、VLDL 及 LDL，使其所含的胆固醇暴露，在胆固醇酯酶和胆固醇氧化酶作用下生成过氧化氢（H_2O_2），H_2O_2 被过氧化氢酶分解为 H_2O 和 O_2 而被清除。试剂 2（R2）中的叠氮钠抑制了过氧化氢酶的活性，另一表面活性剂使 HDL 颗粒中的胆固醇暴露，并与胆固醇酶试剂反应生成 Δ^4 - 胆甾烯

酮和 H_2O_2。后者在过氧化物酶的催化下与 N,N-双(4-磺丁基)-3-甲基苯胺(DSBMT)和4-氨基安替比林(4-AAP)缩合成红色的醌亚胺化合物,此化合物在500nm波长有吸收峰,测定其吸光度,计算出 HDL-C 含量。

$$CM-C、VLDL-C、LDL-C \xrightarrow{TritonX-100、CHE、COD} 胆甾烯酮 + H_2O_2$$

$$H_2O_2 \xrightarrow{过氧化氢酶} H_2O + O_2$$

$$HDL-C \xrightarrow{CHE、COD} \Delta^4-胆甾烯酮 + H_2O_2$$

$$H_2O_2 + DSBMT + 4-AAP \xrightarrow{POD} 醌类化合物 + H_2O$$

【实验仪器和试剂】

1. 仪器 分光光度计或自动生化分析仪。

2. 试剂

(1) HDL-C 试剂 主要成分及浓度见表21-1。

表21-1 直接法-过氧化氢酶清除法测定 HDL-C 的试剂组成

	组成成分	浓度
R1	哌嗪-1,4-双(2-乙磺酸)缓冲液	50mmol/L
	胆固醇酯酶	800U/L
	胆固醇氧化酶	400U/L
	过氧化氢酶	20kU/L
	TritonX-100	2ml/L
R2	哌嗪-1,4-双(2-乙磺酸)缓冲液	50mmol/L
	过氧化物酶	1kU/L
	4-氨基-安替比林	1.0mmol/L
	DSBMT	0.5mmol/L
	叠氮钠	1g/L

(2) 5.16mmol/L 胆固醇标准液。

【实验步骤】

1. 手工法 取试管3支,标明空白管、标准管和测定管,按表21-2进行操作。

表21-2 直接法-过氧化氢酶清除法测定 HDL-C

加入物(μl)	空白管(B)	标准管(S)	测定管(U)
去离子水	10	—	—
胆固醇标准液	—	10	—
样本	—	—	10
R1	1000	1000	1000
混匀,37℃水浴5分钟,空白管调零,500nm读取吸光度 A_{S0}、A_{U0}			
R2	300	300	300

充分混匀,置37℃水浴5分钟,在500nm波长处比色,空白管调零,读取各管吸光度。

2. 自动化分析 主要参数见表21-3。

表 21 – 3　直接法 – 过氧化氢酶清除法测定 HDL – C 自动化分析主要参数

名称	参数	名称	参数
样本/试剂	1/133	副波长	800nm
方法	终点法	反应温度	37℃
主波长	500nm	校准类型	线性

【实验结果】

$$HDL-C\ 浓度（mmol/L）= \frac{测定管吸光度（A_U）}{标准管吸光度（A_S）} \times 胆固醇标准液浓度（c_S）$$

【注意事项】

1. 干扰物质　血红蛋白≤37.5g/L，结合胆红素≤54mg/dl，非结合胆红素≤100mg/dl，维生素 C≤49mg/dl，乳糜微粒≤2200 浊度时对检测结果无干扰。

2. 试剂外观　R1 为无色液体，R2 为无色至淡黄色液体。

3. 试剂空白吸光度　波长 500nm，光径 1cm，A 值应 <0.050。

4. 分析灵敏度　样本浓度为 1mmol/L 时，吸光度差值应不小于 0.040。

5. 不同实验室具体反应条件会因所使用的仪器和试剂而异，在保证方法可靠的前提下，应按仪器和试剂说明书设定测定参数，进行标准品、空白样本和血清样本分析。

6. 采血后应及时分离血清标本，避免溶血。在 2～8℃保存可在一周内检测，–20℃可长期保存。

7. 叠氮钠会与下水管道中的铜和铅制品发生反应，产生易爆性的叠氮金属化合物。在使用后，应用大量的水对试剂进行冲洗，以防止叠氮化合物的堆积，排放应该遵循当地法规的相关要求。

【思考题】

1. 简述直接法 – 过氧化氢酶清除法测定血清 HDL – C 的原理。

2. 直接法 – 过氧化氢酶清除法检测 HDL – C 的注意事项有哪些？

案例分析

（郗　娟）

 ## 实验二十二　免疫透射比浊法测定血清载脂蛋白 AI 和 B

PPT

载脂蛋白（apolipoprotein，Apo）是血浆脂蛋白中的蛋白质部分，在脂蛋白代谢中具有重要的生理作用。其中血清载脂蛋白 AI（ApoAI）可以反映 HDL 水平，并与 HDL – C 呈显著正相关。载脂蛋白 B（ApoB）的主要成分是 B100，大约有 90% 的 ApoB 分布在 LDL 中，故血清 ApoB 主要反映 LDL 水平，并与 LDL – C 呈显著正相关。目前，临床实验室常采用免疫浊度法，包括散射比浊法（immunonephelometry，INA）和透射比浊法（immunoturbidimetry，ITA）测定血清 ApoAI/ApoB，本实验重点介绍 ITA 法。

【实验目的】

掌握 ITA 法测定血清 ApoA I /ApoB 的原理与影响因素；熟悉 ApoA I /ApoB 测定方法及注意事项。

【实验原理】

血清中 ApoAI/ApoB 与试剂中特异性的抗 ApoAI或抗 ApoB 抗体结合，在适当条件下形成细小颗粒状的抗原抗体复合物，该复合物可均匀分散在溶液介质中并形成浊度。浊度在一定范围内与血清中 ApoAI或 ApoB 的含量成正比。当特定波长入射光通过这一溶液介质时，被吸收的量与混浊颗粒的量成正比。

【实验仪器和材料】

1. 仪器　分光光度计或自动生化分析仪。

2. 试剂

（1）ApoAⅠ/ApoB 试剂的主要成分及浓度见表 22 –1。

表 22 –1　透射比浊法测定 ApoAⅠ/ApoB 的试剂组成

	组成成分	浓度
R1	Tris 缓冲液（pH 8.0）	50mmol/L
	PEG –6000	40g/L
	表面活性剂（Tween –20）	适量
R2	Tris 缓冲液（pH 8.0）	100mmol/L
	羊抗人 ApoAⅠ/ApoB 抗体	—

（2）参考血清　购买符合国际标准的定值血清，–20℃ 以下保存，至少可稳定 6 个月，解冻后注意彻底混匀后应用。

【实验步骤】

1. 手工法

（1）校准曲线的制备　根据免疫比浊法原理，吸光度与浓度之间一般是三次方程曲线关系，应取多点制作校准曲线。以 5 点定标为例，校准曲线制备方法如下。①校准液制备：取参考血清，用 0.9% NaCl 溶液倍比稀释成 5 个不同浓度，第 1 管为原参考血清浓度，其他 4 管进行倍比稀释，即分别是 1∶2、1∶4、1∶8、1∶16，共 5 种不同浓度。②测定：与标本同样操作，测定出各校准管的吸光度值。③绘制校准曲线：以合适的数学模型如 Logit –Log 拟合成校准曲线。或以吸光度值与相应浓度的对数为坐标作图，制备校准曲线。

（2）操作步骤　见表 22 –2。

表 22 –2　免疫透射比浊法测定血清 ApoAⅠ/ApoB

加入物（μl）	ApoAⅠ 测定		ApoB 测定	
	空白管（B）	测定管（U）	空白管（B）	测定管（U）
去离子水	5	—	5	—
标本	—	5	—	5
R1	1000	1000	1000	1000
R2（ApoAⅠ）	200	200	—	—
R2（ApoB）	—	—	200	200

充分混匀，置 37℃ 水浴 5 分钟，在波长 340nm 处比色，空白管调零，读取各管吸光度。

2. 自动化分析　主要参数见表 22 –2。

表 22 – 2 免疫透射比浊法测定血清 ApoA I /ApoB 自动化分析主要测定参数

名称	参数	名称	参数
样本/试剂	1/100	反应温度	37℃
方法	终点法	反应方向	正方向
主波长	340nm	反应时间	10min
副波长	700nm		

【实验结果】

根据样本的吸光度值取对数后，在 Logit – Log 拟合校准曲线上查得对应浓度的对数值，将得到的对数值取反对数，即可得到样品浓度。或根据 $y = ax^3 + bx^2 + cx + d$ 的三次方程进行曲线拟合得到曲线拟合方程，通过此方程和样品的吸光度值可计算出实验结果。

【注意事项】

微课/视频 2

1. 免疫比浊法的干扰主要来自血清，样本中大分子物质（如脂蛋白、内源性免疫复合物和聚合的免疫球蛋白等）有光散射。自动化分析中采用的二点法可自动去除空白，手工单一试剂法应设标本空白管，尤其是高 TG 血症样本或样本用量较大时，干扰更明显。尘埃颗粒、比色杯划痕等也存在干扰。

2. 样本应空腹采集并及时分离血清并测定，也可于 2 ~ 6℃冰箱中保存，于一周内测定，– 20℃以下可保存 6 个月。

3. 抗原和抗体的比例　合适的抗原和抗体比例是免疫比浊法的关键因素，带现象将导致测定结果的严重偏离。

4. 校准物　为了减少基质效应的影响，应用定值人血清作校准物。

5. 试剂成分作用　Apo 缓冲液中聚乙二醇（polyethylene glycol，PEG）6000 有助于抗原位点的暴露，使其能充分地与特异性抗体发生反应，其浓度的选择很重要。PEG 在 10 ~ 60g/L 范围内反应性随浓度增高而增高，但高于 50g/L 时，非特异性反应（某些血清蛋白的沉淀）会加大，一般采用 40g/L；此外，表面活性剂还可减轻血清空白的浊度。

6. 定标　ApoA I 与 ApoB 的终点比浊法测定，宜选用多点定标，按曲线回归方程计算结果，且每一批号的抗血清均应作一次多点定标，以保证测量结果的准确。

【思考题】

1. 简述免疫透射比浊法测定 ApoA I /ApoB 的原理。

2. ApoA I 与 ApoB 实验室检测的注意事项有哪些？

（郗　娟）

第六章 体液与酸碱平衡紊乱的
生物化学实验诊断

实验二十三 离子选择性电极法测定体液钠、钾、氯离子

PPT

体液钠离子（sodium ion，Na^+）、钾离子（potassium，K^+）的测定方法有原子吸收分光光度法、火焰光度法、离子选择电极（ion selective electrode，ISE）法、分光光度法和酶法。氯离子（chloride ion，Cl^-）的测定方法有硫氰酸汞比色法、库仑电量分析法、ISE 法、同位素稀释质谱法和酶法。本实验重点讲解离子选择电极法测定钠、钾、氯离子。

【实验目的】

掌握 ISE 法测定体液钠、钾、氯离子的原理和临床意义；熟悉电解质分析仪的使用方法和日常维护；了解电解质分析仪的基本结构。

【实验原理】

ISE 法是以测定电池的电位为基础的定量分析方法。电解质分析仪将 Na^+、K^+、Cl^-、pH 等测量电极组装在一起，与参比电极（银/氯化银）相连接，置于待测的电解质溶液中，形成测量电池，见图 23 – 1。测量电池的电位随标本中 Na^+、K^+、Cl^-、H^+ 浓度的改变而变化，电位的变化与离子活度的对数关系符合能斯特（Nernst）方程。

$$E = E^{\theta} + \frac{2.303RT}{nF}\log a_x \times f_x$$

式中，E 表示离子选择性电极在测量溶液中的电位；E^{θ} 表示离子选择性电极的标准电极电位；R 表示气体常数，8.314J/（K·mol）；n 表示待测离子的电荷数；T 表示绝对温度（237 + t℃）；F 表示法拉第常数，96.487C/mol；a_x 表示待测离子的活度；f_x 表示待测离子活度系数。

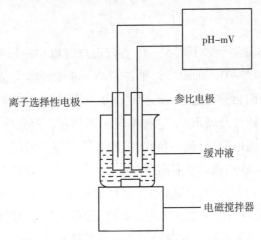

图 23 – 1 离子选择性电极检测系统组成示意图

【实验仪器和试剂】

1. 试剂 商品化配套试剂，包括高、低浓度斜率液、去蛋白液、电极活化液。高、低浓度斜率液除用 NaCl、KCl 溶液外，还要加入一定量的乙酸钠或磷酸二氢钠和磷酸氢二钠溶液，调节特定 pH 模拟体液的离子浓度。

2. 质控血清品 冻干质控血清，$K^+ < 2.5\%$，$Na^+ < 1.5\%$，$Cl^- < 1.5\%$，瓶间 CV $< 1\%$。

3. 电解质分析仪 主要由钠电极、钾电极、氯电极和参比电极组成。

（1）钠电极 由具有选择性响应的硅酸锂铝玻璃膜组成。钠电极与参比电极之间的电位差随样品溶液中 Na^+ 活度变化而改变。

（2）钾电极 由缬氨霉素中性载体膜电极制成，对钾离子有高度选择性响应。

（3）氯电极 多为活性材料制成的特殊 PVC 管状电极。

（4）参比电极 通常由银/氯化银（Ag/AgCl）组成，保持一个恒定不变的电位。

【实验步骤】

不同的电解质分析仪，操作方法不同，应严格按仪器说明书进行，一般程序如下。

1. 开启仪器，激活仪器操作软件，清洗管道。

2. 用高、低浓度斜率液进行两点定标法内定标，需要时用校正液外定标。

3. 间接电位法的待测标本由仪器自动稀释后进行测定，直接电位法的待测标本直接吸入电极管道测定。

4. 测定结果由计算机处理后打印。

5. 清洗电极和管道。

6. 关机或进入待机状态（可随时检测临床标本）。

【实验结果】

1. 血清 Na^+、K^+、Cl^- 浓度由仪器自动检测。

2. 24 小时尿液 Na^+、K^+、Cl^- 排泄量计算公式：

尿液钠（钾、氯）排泄量（mmol/L·24h）= 测定结果（mmol/L）× 稀释倍数 × 24h 尿量（L）

【注意事项】

1. 样本

（1）血液 以血液为样本需注意以下情况：①血液凝固时血小板破裂可释放少量 K^+，因此血浆或全血标本 K^+ 浓度比血清低 $0.2 \sim 0.5 mmol/L$，报告时必须注明样本类型。样本一般用血清或肝素锂抗凝剂，其他抗凝剂的使用可能会干扰电解质的测定结果。②红细胞内 K^+ 浓度远远高于血清，轻微溶血（500mg Hb/L）可引起 K^+ 浓度升高 3%。③样本应室温保存，避免冷冻，否则 $Na^+ - K^+ - ATP$ 酶不能维持内外平衡，而造成细胞内 K^+ 外流，导致 K^+ 测定结果假性增高。白细胞升高的标本，即使在室温放置也会引起血 K^+ 降低。④脂血标本应高速离心分离后用 ISE 法检测。⑤取血后应迅速分离血清和血细胞，室温下从接收标本到上机检测的时间不要超过 4 小时，否则标本 pH 发生变化，由于血中 HCO_3^- 与红细胞内 Cl^- 发生转移导致结果假性增高。在样本测量时，注意样本管道内的样本不能有气泡存在，如果有气泡会造成测量结果不稳定或误差，应重复测量样本一次。

（2）尿液 应先离心去除尿液中细胞、晶体等物质，再取1份尿液上清加9份稀释液混匀后测定，不得分析未稀释的尿液。

2. 电解质分析仪

（1）钾电极是对 K^+ 具有选择性响应的缬氨霉素中性载体膜电极，寿命有限，注意定期更换。钠电极多采用硅酸锂铝玻璃电极膜制成，参比电极通常由 Ag/AgCl 组成，使用期相对较长。

（2）检测结果受电源等诸多因素的影响，故每次开机都必须作定标。要求两次内定标间的误差小于5.0%。

（3）每天工作结束后，必须清洗电极和管道，以防蛋白质沉积，蛋白沉积可使结果偏低。定期用含蛋白水解酶的去蛋白液浸泡管道，并按厂家规定程序对仪器进行维护保养。

（4）仪器安装平稳，避免振动、阳光直射和潮湿。

3. 测定方法 ISE法分为直接法和间接法。

（1）直接法 样本（血清、血浆、全血等）或标准液不经稀释直接进入 ISE 管道进行检测。因为 ISE 只对水相中离解的离子选择性产生电位，故不受能改变血清中水体积比例的蛋白和脂类物质的影响。

（2）间接法 样本（血清、血浆、尿液等）和标准液要用指定离子强度与 pH 的稀释液作高比例稀释，再输入电极管道进行测量。该方法会受到样本中脂类和蛋白质占据体积的影响。一些没有电解质失调而有严重的高脂血症和高蛋白血症的血清样本，由于单位体积血清中水量明显减少，定量吸取样本稀释后，用间接电位法测定会得到假性低钠、低钾结果。

【思考题】

1. 为什么溶血标本不适合测定钾离子浓度？
2. 脑脊液氯离子浓度降低可见于哪些疾病？
3. 全自动生化分析仪上电解质单元使用的测定方法通常是直接法还是间接法？

案例分析

（鄢仁晴）

 实验二十四 血液 pH 和气体分析

PPT

血气分析是指通过血气分析仪直接测定血液的酸碱度（pH）、氧分压（partial presure of oxygen，PO_2）、二氧化碳分压（partial presure of carbon dioxide，PCO_2）等项目，用于判断血液酸碱平衡及机体呼吸功能。

【实验目的】

掌握血液 pH 和气体分析的原理、样本要求；熟悉血气分析仪的使用方法和日常维护；了解血气分析仪的基本结构。

【实验原理】

血气分析仪由电极测量室（样本室）、液气管路系统和电路系统等部分组成。电极测

微课/视频

量室的毛细管管壁装有 pH、PCO_2 和 PO_2 三支测量电极与一支 pH 参比电极（图 24-1）。

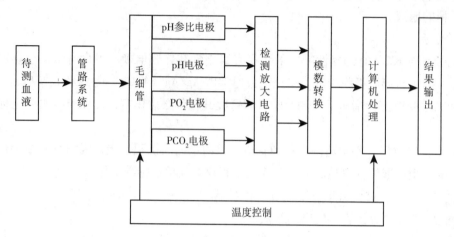

图 24-1 血气分析仪构造示意图

1. pH 电极 由玻璃电极（指示电极）、饱和甘汞电极或 Ag/AgCl 电极（参比电极）和电极间的液体组成。利用电位法测定样本的 pH，实际是测定样本的氢离子浓度。电位高低与氢离子浓度的负对数成正比，结果表示为 pH 值。

2. PCO_2 电极 是一种气敏电极，由 pH 玻璃电极、饱和甘汞电极和装有电极液（外缓冲液）的电机套组成的复合电极。电极头部带有 CO_2 透气膜（聚四氟乙烯膜或硅胶膜），可选择性地通过 CO_2 分子，而带电荷的 H^+ 和 HCO_3^- 则不能通过。血液中 CO_2 分子透过膜扩散到电极液，通过改变 pH 而被测定，结果表示为 PCO_2。

3. PO_2 电极 由铂负极、Ag/AgCl 正极及盛有 PO_2 电极缓冲液（含 KCl 的磷酸盐缓冲液）的有机玻璃套组成。玻璃套的顶端覆盖能选择性通过 O_2 分子的聚丙烯膜。在铂丝负极外加 -0.65V 极化的直流电压，样本中的 O_2 透过膜扩散到铂负极表面时被还原，产生的电流与 PO_2 成正比。

在计算机控制下，待测血样本进入电极测量室的毛细管，管路系统停止抽吸。在电极测量室中，四个电极同时感应测量样本，产生 pH、PCO_2 和 PO_2 三项参数的电极电信号，这些电信号分别经放大、模拟数字转换后传输至计算机处理系统，最后显示或打印输出检测结果。

【实验仪器和试剂】

1. 血气分析仪 按要求进行安装、调试和维护。

2. 试剂 商品化配套试剂。①定标缓冲液：pH 为 7.383 的缓冲液 1 和 pH 为 6.840 的缓冲液 2。②标准气体：由两个压缩气瓶提供定标气，一个含有 5% CO_2 和 20% O_2，另一个含 10% CO_2，不含 O_2。③清洗液：包括冲洗液、清洁液和去蛋白液。

【实验步骤】

自动化血气分析仪可定时自动定标，一般保持 24 小时开机，临床样本可随时上机分析。不同类型的仪器有不同的特点和性能，必须严格按操作规程进行，主要步骤如下。

1. 激活仪器操作软件。

2. 混匀样本，打开进样器，选择自动或手动进样，注意血液必须无凝块，否则会堵塞管道。

3. 血标本进入电极测量室的毛细管后，四个电极同时感应测量，产生 pH、PCO_2 及 PO_2 三项参数的电极信号。

4. 输入患者和操作者的相关资料以及其他相关检测指标结果。

【实验结果】

仪器自动计算并打印结果报告。

【注意事项】

1. 样本

（1）动脉血采集　用 2ml 注射器，按无菌要求抽取 0.2ml 肝素溶液（1000U/ml，生理盐水配制），来回抽动使针管内完全湿润后排出多余肝素溶液，注射器内无效腔残留的肝素溶液（0.1ml）即可抗凝 2.0ml 血液。皮肤消毒后，取股动脉、肱动脉或桡动脉血 2ml，避免气泡。取血后立即用橡皮封闭针头以隔绝空气，并用双手来回搓动注射器，使血液与抗凝剂充分混匀并立即送检。

隔绝空气尤其重要，因空气中的 PO_2 高于动脉血，PCO_2 低于动脉血，气体可从高分压向低分压弥散。血样本若接触空气，可使血液 PO_2、PCO_2 发生变化，导致检测结果失真。

血抽取后立即送检，因离体后血细胞的新陈代谢可使 pH 及 PO_2 下降、PCO_2 上升。如血样本采集后 30 分钟内不能检测，须存放于 0～4℃，但不得超过 2 小时。

（2）毛细玻璃管采血　毛细玻璃管长 120mm，容量为 100～140µl。毛细玻璃管应先洗净，再灌肝素溶液（50U/ml），在 60～70℃ 干燥后即可用。针刺深度以血液自然流出为宜，收集时切忌气泡进入毛细玻璃管。血液装满后，从玻璃管的一端放入一小铁针，然后以塑料或橡皮封闭两端，用磁铁在玻璃管外来回移动，使血液与肝素混匀。在局部循环不好、局部水肿及休克等情况下，所取血液不能代表动脉血。采血部位常为耳垂或手指，婴儿可为足跟、大趾或头皮，先用毛巾热敷或轻轻按摩。

（3）患者准备　若病情许可，最好在停止给氧 30 分钟后采血。在输氧情况下采血，检测时可在仪器中输入体温（高热患者适用）、吸氧浓度进行结果校正，否则对测定结果有影响。

2. 混匀样本　测定前血样本必须充分混匀，尤其是采用全自动血气分析仪测定血红蛋白，血红蛋白的测定误差，会影响剩余碱、氧饱和度、氧含量等结果的准确性。

3. 质量控制　按照要求做好仪器质量控制。

【思考题】

1. 动脉血氧分压（PaO_2）检测的临床意义。

2. 血气分析样本采集的特殊要求和注意事项？

3. 合并酮症酸中毒的糖尿病患者的阴离子间隙通常会升高还是降低，常见于哪一种酸碱平衡紊乱类型？

案例分析

（鄢仁晴）

第七章 骨代谢异常的生物化学实验诊断

实验二十五 邻甲酚酞络合酮法测定血清钙及试剂空白测定

PPT

正常人体平均钙含量为 1~1.25kg，骨组织中分布约99%，其余在体液及其他组织中。血钙测定分两大类：总钙和离子钙测定。总钙测定方法主要包括核素稀释质谱法、原子吸收光谱法（atomic absorption spectroscopy，AAS）、分光光度法和络合滴定法等，其中 AAS 是总钙测定的参考方法，费用昂贵，不适于常规分析。分光光度法以邻甲酚酞络合酮（o - cresolphthaleincomplexone，O - CPC）法和甲基麝香草酚蓝（methylthymol blue，MTB）法最常用。

由于反应体系成分复杂，可导致测定干扰。检验工作中采用空白测定来消除干扰，常进行水、试剂和样本空白的测定。

【实验目的】

掌握 O - CPC 法测定血清总钙的原理，试剂空白测定的意义及操作方法；熟悉 O - CPC 法测定血清总钙的操作方法和注意事项；了解 O - CPC 法测定血清总钙的方法学评价。

【实验原理】

微课/视频

1. 邻甲酚酞络合酮（O - CPC）法测定血清总钙 O - CPC 是一种金属络合指示剂，也是酸碱指示剂。在强碱溶液（pH11.0）中，钙与 O - CPC 作用生成紫红色络合物，在575nm 处有特征光吸收，采用8 - 羟基喹啉掩蔽镁离子的干扰，与同样处理的钙标准液比较，可得出血清总钙浓度。

$$钙 + OCPC \xrightarrow{碱性条件（pH11.0）} 紫红色络合物$$

2. 试剂空白测定 试剂空白指测试试剂本身的吸光度，其对低浓度物质的测定特别重要。由于生化分析仪测量的是相对吸光度，理论上所有终点法测定均需扣除试剂空白的吸光度。方法是以去离子水代替样品，按照样本测试步骤加入一定量的试剂和样品（去离子水），经吸光度调零，测定仅加试剂、未加样本的测试管，以扣除试剂组分存在光吸收产生干扰而引起的系统误差。

不同批次的试剂空白值可能不同，因此，更换不同批次试剂时，需重新测定试剂空白。

3. 样本空白 是指样本自身存在的色度或浊度。测量方法是按照正常测试试剂量和样本量，把试剂换成蒸馏水或生理盐水进行测量。

全自动生化分析仪很难界定样本空白，常常通过双波长测定，扣除部分样本空白。双波长测定原则是根据干扰物质和待测物质吸收光谱的特征，选择两个波长。干扰物质在主波长和副波长处的吸光系数相等，而待测物质在两波长处的吸光系数有显著差别。在两波长分别测定分析溶液的吸光度，以两个吸光度值之差（△A）计算。

【实验仪器和试剂】

1. 实验仪器 分光光度计或自动生化分析仪。

2. 试剂

（1）O – CPC 显色剂 称取 8 – 羟基喹啉 0.5g 置烧杯中，加浓盐酸 5ml，使其溶解，转入 500ml 容量瓶，再加入 O – CPC 25mg，待完全溶解，加 Triton – 100 1ml，混匀，然后加入去离子水定容，置聚乙烯塑料瓶内，4℃保存。

（2）3.1mol/L AMP 碱性缓冲液 称取 2 – 氨基 – 2 – 甲基 – 1 – 丙醇（AMP）89.14g，置 1L 容量瓶中，加去离子水 500ml，待完全溶解加去离子水定容，置聚乙烯塑料瓶中，室温保存。

（3）显色应用液 使用时将上述两种溶液等量混合。

（4）2.5mmol/L 钙标准液 精确称取经 110℃ 干燥 12 小时的碳酸钙 250mg，置 1L 容量瓶中，加浓盐酸与去离子水 1∶9 混合而成的稀盐酸 7ml 溶解，加去离子水约 900ml，500g/L 醋酸铵溶液调至 pH7.0，最后加去离子水定容，混匀备用。

【实验步骤】

取 5 支试管，按表 25 – 1 步骤操作。

表 25 – 1 邻甲酚酞络合酮法测定血清总钙

加入物（μl）	试剂空白管（Br）	空白管（B）	样本空白管（Bs）	标准管（S）	测定管（U）
去离子水	—	50	4000	—	—
钙标准液	—	—	—	50	—
样本	—	—	50	—	50
显色应用液	4000	4000	—	4000	4000

充分混匀，室温放置 10 分钟，在 575nm 波长处比色，去离子水调零，读取各管吸光度。试剂空白管、空白管、样本空白管分别检测 3 次，取 3 次吸光度平均值。

【实验结果】

1. 结果计算

$$血清钙（mmol/L）= \frac{A_u - \overline{A_B} - \overline{A_{BS}}}{\overline{A_s - \overline{A_B}}} \times 钙标准液浓度（c_s）$$

2. 试剂空白吸光度判断 试剂空白吸光度 ≤0.3，不同的试剂会有不同的要求。试剂空白的吸光度如果超过了试剂盒要求的测定吸光度，说明试剂受污染或者变质。

【注意事项】

1. 标本可用血清或肝素抗凝的血浆，但不能使用钙螯合剂（如 EDTA – K$_2$）或草酸盐抗凝的血浆。

2. 配制试剂最好用高质量的去离子水，并用塑料瓶盛装。

3. O – CPC 在酸性及中性溶液中呈无色，在碱性溶液中显紫色，其颜色受 pH 影响明显，故测定时应维持 pH 恒定。在 pH10.5 ~ 12.0 时，反应敏感性最好，所以常选用 pH11.0 的缓冲液。

4. O – CPC 试剂灵敏度高，所有器皿应避免钙的污染，测定时最好用一次性塑料试管，若条件不允许需用玻璃器皿，一定要用稀盐酸浸泡，去离子水冲洗干净后使用。镁离子可与 O – CPC 反应生成紫红色络合物，加入的 8 - 羟基喹啉可以络合镁离子，目的是防止镁离子对测定结果的干扰。

5. 全自动生化分析仪一般先加样本再加试剂，无法测定实时试剂空白。因此在定标时测一次试剂空白并保存，需扣除试剂空白时再减去这个预先保存的空白值。对于较稳定的试剂，这种做法对结果影响不大。全自动生化仪的试剂空白一般表现为零点吸光度，该吸光度通过校准确定，并小于一定限值，不同厂商要求不同。

【思考题】

1. 简述邻甲酚酞络合酮法测定血清总钙的原理，其中 8 - 羟基喹啉起什么作用？
2. 简述血清总钙测定的临床意义。
3. 什么情况下需要进行试剂空白的测定？其测定的意义是什么？

案例分析

（胡正军）

 实验二十六　磷钼酸紫外法测定血清无机磷

PPT

血清磷测定指测定血清中无机磷的含量，包括 $H_2PO_4^-$ 和 HPO_4^{2-}，这两种阴离子在不同 pH 环境中可相互快速转换，因此无法确切说出无机磷酸盐的分子量。目前临床实验室主要采用磷钼酸紫外法、磷钼酸还原法和酶法测定血清磷，本实验以磷钼酸紫外法为例进行介绍。

【实验目的】

掌握磷钼酸紫外法测定血清磷的原理；熟悉磷钼酸紫外法测定血清磷的方法学评价；了解磷钼酸紫外法测定血清磷的注意事项。

【实验原理】

在酸性条件下，标本中的无机磷与钼酸铵作用生成磷钼酸盐复合物。该复合物在 340nm 波长处有特异性光吸收，吸光度的变化与血清磷浓度成正比，与同样处理的无机磷标准液比较，可得出样本中无机磷的含量。

$$无机磷 + 钼酸铵 \xrightarrow{酸性条件} 磷钼酸盐复合物$$

【实验仪器和试剂】

1. 实验仪器　分光光度计或自动生化分析仪。

2. 试剂

（1）3.22mmol/L 磷标准贮存液　称取无水磷酸二氢钾 4.39g，去离子水溶解后移入 1L 容量瓶中，加入 2ml 三氯甲烷防腐，加去离子水定容，置 4℃ 冰箱保存（可保存一年）。

（2）1.29mmol/L 无机磷标准液　取磷标准贮存液 40ml，加入 100ml 容量瓶中。加入 1ml 三氯甲烷防腐，最后以去离子水定容，置 4℃ 冰箱中保存。

（3）0.15mmol/L 钼酸铵溶液　称取 111.2mg 钼酸铵、50mg NaN_3 于烧杯中，加 50ml 去离子水溶解，转至 100ml 容量瓶中，加 Triton X - 100 0.2ml，最后以去离子水定容。

（4）2%硫酸　用移液管准确吸取浓硫酸2ml加至98ml去离子水中，混匀即可。

（5）磷钼酸应用液　使用前，根据当日需测定的样品数量，取适量的上述（3）液和（4）液等量混合备用。

【实验步骤】

取3支试管，按表26-1操作。

表26-1　磷钼酸法测定血清磷

加入物（μl）	空白管（B）	标准管（S）	测定管（U）
去离子水	100	—	—
无机磷标准品	—	100	—
样本	—	—	100
磷钼酸应用液	3000	3000	3000

充分混匀，室温放置5分钟，在波长340nm处比色测定，空白管调零，读取各管吸光度值。

【实验结果】

$$血清磷浓度（mmol/L）= \frac{测定管吸光度(A_U)}{标准管吸光度(A_S)} \times 无机磷标准液浓度（c_S）$$

【注意事项】

1. 凡带有紫外波长325nm或340nm的分光光度计均可应用。340nm测得的吸光度是325nm（吸收峰在325nm）的82%。

2. 本反应在5~120分钟内显色稳定。反应超过3小时，标准管的吸光度无改变，而测定管吸光度可能随时间延长而上升，这与血清中含有极微量的还原性物质有关。

3. 黄疸和脂血标本对本反应存在干扰，应做标本空白。溶血标本可使结果偏高，不宜采用。

【思考题】

1. 简述磷钼酸紫外法测定血清磷的原理。
2. 简述血清磷测定的临床意义。

（胡正军）

 实验二十七　电化学发光法测定血清甲状旁腺激素

PPT

甲状旁腺激素（parathyroid hormone，PTH）是由甲状旁腺主细胞合成和分泌的激素，PTH通过促进肾脏对钙的重吸收和磷的排泄、骨钙入血和小肠吸收钙，最终提升血钙浓度，降低血磷浓度。目前，临床实验室常用的测定方法是化学发光法，本实验以电化学发光法（electrochemiluminescence，ECL）为例进行介绍。

【实验目的】

掌握 ECL 法测定血清 PTH 的原理；熟悉 ECL 法测定血清 PTH 的方法和注意事项，电化学发光免疫分析仪的使用方法和日常维护；了解电化学发光免疫分析仪的基本结构。

【实验原理】

采用免疫夹心法，样本中的 PTH 与试剂中的生物素化抗 PTH 单克隆抗体、钌（ruthenium，Ru）复合物标记的抗 PTH 特异性单抗结合成夹心复合物。加入包被链霉亲和素的微粒，该复合物通过生物素与链霉亲和素相互作用与微粒结合，在测量池中，通过磁性作用微粒吸附在电极表面。电极加以一定电压，二价的三联吡啶钌 $[Ru(bpy)_3]^{2+}$ 释放电子发生氧化反应，成为三价的三联吡啶钌 $[Ru(bpy)_3]^{3+}$。同时，电极表面的三丙胺（tripropylamine，TPA）释放电子发生氧化反应，成为阳离子自由基 TPA^+，并迅速自发脱去一个质子而形成三丙胺自由基 $TPA\cdot$。

具有强氧化性的三价的三联吡啶钌 $[Ru(bpy)_3]^{3+}$ 和具有强还原性的三丙胺自由基 $TPA\cdot$ 发生氧化还原反应。三价的三联吡啶钌 $[Ru(bpy)_3]^{3+}$ 还原成激发态的二价的三联吡啶钌 $[Ru(bpy)_3]^{2+}$。激发态 $[Ru(bpy)_3]^{2+}$ 以荧光机制衰变并以释放出一个波长为 620nm 光子的方式释放能量，而成为基态的 $[Ru(bpy)_3]^{2+}$。

整个反应过程可循环进行，通过循环，测定信号不断放大，电化学发光免疫分析仪通过发光信号强弱自动计算得出样本中分析物的浓度。

【实验仪器和试剂】

1. 仪器 电化学发光免疫分析仪。

2. 试剂

（1）商品化配套试剂盒，包括试剂 M、试剂 1（R1）和试剂（R2），试剂主要成分及浓度如表 27 - 1 所示。

表 27 -1 电化学发光法测定 PTH 的试剂组成

	组成成分	浓度
M	包被链霉亲和素的磁性微粒	0.72mg/ml
R1	生物素化的抗甲状旁腺素抗体	—
	磷酸盐缓冲液（pH7.0）	100mmol/L
R2	钌复合物标记的抗甲状旁腺素单克隆抗体	2.0mg/L
	磷酸盐缓冲液（pH7.0）	100mmol/L

（2）校准品粉剂，使用时准确加去离子水 1ml 溶解。

【实验步骤】

1. 准备样本，加入样本杯中，放置于仪器的样本架上。

2. 仪器自动吸取血清，进行第 1 次孵育：30μl 样本、45μl R1 和 45μl R2 混匀，孵育 9 分钟，形成夹心复合物。

3. 第 2 次孵育加入试剂 M，该复合物通过生物素与链霉亲和素的相互作用与固相结合，孵育 9 分钟。

4. 在 9 分钟孵育期间，样本中的抗原、生物素化的 PTH 特异性单克隆抗体、钌复合物标记的 PTH 特异性单克隆和包被链霉亲和素的微粒反应形成抗原抗体夹心复合物，该复合物与固相结合。

5. 将反应混合液吸入测量池中，通过磁性作用将微粒吸附在电极表面，未与微粒结合的物质通过三丙胺缓冲液 ProCell Ⅱ M 除去。给电极加以一定的电压，使复合物化学发光，并通过光电倍增器测量发光强度。

6. 两点标准，根据试剂和标准品，分析仪自动拟合成六点的校准曲线。

【实验结果】

对照校准曲线，根据测得发光强度自动计算出每份样本的分析物浓度，单位为 pmol/L。

【注意事项】

1. 样本

（1）可使用标准血清采样管或含有分离胶的血清采样管采集血清。肝素锂、EDTA－K$_2$ 和 EDTA－K$_3$ 抗凝的血浆都适用，应及时分离检测。

（2）仅可冷冻一次，多次冻融可影响蛋白与抗体结合能力。

（3）含沉淀的样本使用前需离心。

（4）溶血 ≥ 150mg/dl 有干扰，不要分析溶血明显的样本。

（5）对于接受高剂量生物素（ > 5 毫克/天）治疗的患者，必须在末次生物素治疗至少 8 小时后采集样本。

（6）添加叠氮化合物作为稳定剂的样本和质控品均不能使用。

2. 电化学发光分析仪

（1）检测前，请确保样本和定标液平衡至 20～25℃。

（2）考虑到可能的蒸发效应，在分析仪上的样本和定标液应在 2 小时内分析、测定。

（3）每批试剂必须使用新试剂进行定标，即新试剂盒在分析仪上注册后不超过 24 小时。

【思考题】

1. 简述电化学发光法检测 PTH 的原理。
2. 使用电化学发光仪检测血清 PTH 的注意事项有哪些?

（胡正军）

第八章　肝胆疾病的生物学实验诊断

实验二十八　双缩脲法测定血清总蛋白及线性区间验证

血清总蛋白（total protein，TP）是血浆固体成分中含量最多、功能广泛的一类化合物。血清总蛋白测定对肝脏疾病、肾脏疾病、出血性疾病和免疫性疾病等的诊断、治疗和预后判断有重要的临床意义。

线性区间是指系统最终输出值（浓度或活性）与被分析物浓度或活性成比例的范围。线性区间试验即测定浓度曲线接近直线的程度，可反映整个系统的输出特性。

【实验目的】

掌握双缩脲法测定血清总蛋白的原理、测定方法、注意事项及线性区间验证的原理；熟悉双缩脲试剂的成分、作用以及线性区间的评价；了解血清总蛋白测定的其他方法。

【实验原理】

1. 双缩脲法测定血清总蛋白　分子中含两个或以上甲酰胺基（—$CONH_2$—）的化合物都能与碱性铜溶液作用，形成紫色的复合物，称为双缩脲反应。血清蛋白质分子中含有许多肽键（—$CONH_2$—），在碱性溶液中能与二价铜离子作用生成稳定的紫红色络合物，与双缩脲反应类似，在一定浓度范围内吸光度与蛋白质含量成正比。在540nm处比色测定，经与同样处理的蛋白质标准液比较，即可求得样本中蛋白质的含量，反应式如下。

$$蛋白质（肽键）+Cu^{2+} \xrightarrow{碱性} 紫红色络合物$$

2. 线性区间验证　线性区间是试剂盒性能评价的一个重要指标。线性区间的验证和评价有助于发现方法学原理、仪器、校准品、试剂、操作程序、质量控制等方面的误差来源。本实验使用不同浓度的蛋白标准液，按照规定的测定顺序设置，采用双缩脲法测定各管的吸光度。以理论浓度为横坐标，实际测得浓度为纵坐标，绘制剂量反应曲线，评价理论浓度与仪器给出的最终结果之间的线性关系。

【实验仪器和试剂】

1. 仪器　分光光度计或自动生化分析仪。

2. 试剂

（1）6mol/L NaOH 溶液　称取 NaOH 240g，用 800ml 去离子水溶解，冷却后定容至 1L，置塑料瓶内密封储存。

（2）双缩脲试剂　称取硫酸铜（$CuSO_4 \cdot 5H_2O$）3g，溶于 500ml 去离子水中，加入酒石酸钾钠［$KOOC(CHOH)_2COONa \cdot 4H_2O$］9g 和碘化钾（KI）5g，待完全溶解后再加入 6mol/L NaOH 溶液 100ml，并用去离子水稀释至 1L，置塑料瓶内密封储存。

（3）双缩脲试剂空白试剂　除不含硫酸铜外，其余同双缩脲试剂。

（4）蛋白标准液　血清总蛋白测定的蛋白标准液可用定值参考血清或70g/L的蛋白标准液；线性区间测定的蛋白标准液浓度为120g/L。

【操作步骤】

1. 制备不同浓度的总蛋白标准液　根据线性区间测定实验需求制备总蛋白浓度 $U_1 \sim U_7$ 分别为 5.6、9.3、15.6、25.9、43.2、72、120g/L的样本，具体见表28-1。

表28-1　线性区间测定样本配制

加入物（μl）	U_1	U_2	U_3	U_4	U_5	U_6	U_7
去离子水	476.7	461.2	435	392.1	320	200	—
蛋白标准液（120g/L）	23.3	38.8	65	107.9	180	300	500
浓度（g/L）	5.6	9.3	15.6	25.9	43.2	72	120

2. 血清总蛋白及线性区间测定　按表28-2操作。

表28-2　双缩脲法测定血清总蛋白及线性区间测定

加入物（μl）	空白管（B）	标准管（S）	线性试验样本管（$U_1 \cdots U_7$）	测定管（U*）
去离子水	20	—	—	—
蛋白标准液（70g/L）	—	20	—	—
样本	—	—	20	20
双缩脲试剂	1000	1000	1000	1000

注：表格中 $U_1 \sim U_7$ 为根据线性区间测定实验需求制备不同总蛋白浓度的标本，U* 为临床或实验室常见待测血清样本。

充分混匀，置37℃水浴10分钟，于波长505nm处比色，空白管调零，读取各管吸光度。

【实验结果】

1. 结果计算　按下列公式计算出线性试验样本管和测定管的总蛋白浓度。

$$血清总蛋白浓度（g/L）= \frac{测定管吸光度（A_U）}{标准管吸光度（A_S）} \times 总蛋白标准液浓度（c_S）$$

2. 线性区间验证

（1）数据整理　每个样本随机排列，测定4次，当天分析完成。

表28-3　线性评价的测定数据与离群点检查

样本浓度（g/L）	U_1	U_2	U_3	U_4	U_5	U_6	U_7
理论浓度	5.6	9.3	15.6	25.9	43.2	72	120
测定浓度 Y_1							
测定浓度 Y_2							
测定浓度 Y_3							
测定浓度 Y_4							
极差 $D = Y_1 - Y_4$							
$Y_1 - Y_2$							
$D_1 = (Y_1 - Y_2)/D$							
$Y_3 - Y_4$							
$D_2 = (Y_3 - Y_4)/D$							

（2）离群点检查　将每个样本（$X_1 \sim X_5$）4 次测定的结果从大到小排列为 $Y_1 \sim Y_4$，$D = Y_1 - Y_4$，$D_1 = (Y_1 - Y_2)/D$，$D_2 = (Y_3 - Y_4)/D$，计算离群值（D）；将离群值与界限值比较，确定有无离群点，若 D_1 和 D_2 中的数据均未超过界限值 $P_{0.05} = 0.765$ 和 $P_{0.01} = 0.889$，说明本组数据未发现离群点。若 D_1 和 D_2 中的数据均超过上述界限值，说明本数据为离群点。

（3）线性评价统计　计算每个样本去除离群点后测定结果的均值，以总蛋白理论浓度（g/L）为横坐标，对应的实测浓度为纵坐标，绘制线性关系的直观图（图 28 – 1），然后进行线性区间的确定和分析。

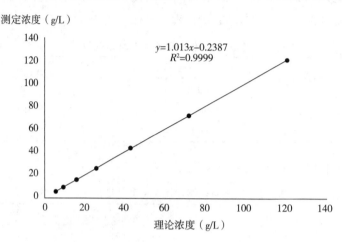

图 28 – 1　总蛋白理论浓度和实测浓度线性关系图

（4）确定线性区间　常见的线性区间确定的方法有 2 种。

方法 1：测定该实验条件下被测物质符合 Lambert – Beer 定律的线性区间，若所有梯度浓度测试点在坐标纸上呈直线趋势，求出该直线的回归方程 $y = a + bx$，并求出相关系数（r），要求 a 接近于 0.6，b 为 $0.95 \sim 1.05$，r 满足说明书要求，则可判断该方法的线性区间是否符合要求。若 a 偏大，$b < 0.95$ 或 $b > 1.05$，则认为在低浓度或高浓度处的实测值与预测值间存在较大偏差，此时可舍弃边缘的浓度组数据，另做回归方程，直到 a 接近于 0，b 为 $0.95 \sim 1.05$，r 满足说明书要求。

方法 2：多项式回归的线性检验，该方法采用了二元一次直线回归、二次和三次的曲线回归统计处理，以统计估计值与实际检测值的差异来判断，统计误差最小的为最适直线或曲线，而且在分析过程中结合临床允许的偏差。如线性评价的结果从统计学上认为非线性，但若采用线性方式处理患者结果的偏差不超过临床允许的误差，可以接受作为线性处理，称为临床可接受线性。

先对所绘制的曲线图按照表 28 – 4 进行一次、二次和三次多项式回归分析，此步可采用统计学软件（如 SPSS 软件等）。

表 28 – 4　多项式回归结果表

阶别	回归方程	回归自由度（Rdf）
一次	$Y = b_0 + b_1 X$	2
二次	$Y = b_0 + b_1 X + b_2 X^2$	3
三次	$Y = b_0 + b_1 X + b_2 X^2 + b_3 X^3$	4

回归系数用 b_i 表示，在二次多项式模型中，b_2 为非线性系数；在三次多项式模型中，b_2 和 b_3 为非线性系数。计算每个非线性系数斜率的标准差 SE_i（可由回归程序算出），然后进行 t 检验，判断非线性系数是否有统计学意义，即与 0 之间有无差异。一次多项式模型中的 b_0 和 b_1 两个系数不用分析，因为它们不反映非线性。b_2 和 b_3 的统计分析按下式计算。

$$t = b_i/SE_i$$

自由度的计算公式为 $df = L \cdot R - Rdf$，L 为准备的不同浓度样本数，R 为重复检测次数，Rdf 为回归分析时的自由度，指 Rdf 回归模型中系数的数量（包括 b_0）。一定自由度对应的 t 值界限值可查阅 t 值表，将所有计算结果填入表 28 – 5。

表 28 – 5　线性回归分析统计表

阶别	回归系数	结果	斜率标准误	t 检验	自由度 $df = L \cdot R - Ra$	t 值界限值	回归标准误
A	b_0				—	—	—
A	b_1				18	2.101	
B	b_0				—	—	—
B	b_1				—	—	—
B	b_2				17	2.11	
C	b_0				—	—	—
C	b_1				—	—	—
C	b_2				—	—	—
C	b_3				16	2.12	

注1：计算 t 检验结果时，斜率标准误和回归系数的小数位数要尽可能得多。数据建议用统计学软件处理，如 SPSS 软件：输入两列数据后—分析—回归—曲线估计—加入变量和自变量，在模型中勾选线性，二次项和立方，显示 ANOVA 表格确定。

注2：表中的"—"代表缺省，表中自由度为举例示范，具体自由度根据实际实验填写。

注3：A 代表一次多项式，B 代表二次多项式，C 代表三次多项式。

如果二次和三次多项式中非线性系数 b_2 和 b_3 对应 t 值小于 t 界限值 $t_{0.05, Rdf}$（$P > 0.05$），则认为存在线性关系，除非有不精密度高的假相造成非线性。如果二次多项式模型的非线性系数 b_2，或三次多项式模型的 b_2 或 b_3 中任一个与一项式相比，b_2/b_3 越接近于 0，说明接近线性，偏离越大说明非线性程度越大。可用统计学分析，如存在显著差异（$P < 0.05$），则该组数据存在统计学上的非线性。要结合临床允许的偏差来评价非线性程度。

【注意事项】

1. 黄疸血清、严重溶血以及酚酞、溴磺酸钠、葡萄糖酐对本法有明显干扰。当血清溶血、黄疸时应设标本空白管，用测定管吸光度减去标本空白管的吸光度后是标本净吸光度，计算总蛋白浓度。高脂血症混浊标本应以丙酮或乙醚抽提后再测定。

2. 双缩脲试剂有不同配方，大多数加入酒石酸钾钠，与 Cu^{2+} 形成稳定的络合铜离子，以防止 $Cu(OH)_2$ 不稳定形成沉淀，故酒石酸钾钠与硫酸铜之比不宜低于 3:1。加入 KI 作为稳定剂，防止碱性酒石酸铜自动还原并防止 Cu_2O 的离析，因双缩脲反应中，Cu^{2+} 与肽键的羰基氧原子和酰胺基氮原子生成有色络合物。

3. 通常双缩脲法线性区间上限可达 120g/L，如果试剂配制中组分投料不足，试剂配制后组分稳定性差，运输、储存不当等导致试剂组分含量变化，均可造成线性区间变窄。

4. 线性区间测定时，蛋白质标准溶液含量及加样量要十分准确，选择准确度高的微量加样器加样，同时注意实验操作准确。

【思考题】

1. 简述双缩脲法测定血清总蛋白的原理。

2. 当血清标本发生溶血、黄疸、脂血时，如何用双缩脲法测定总蛋白？

3. 试剂盒线性区间变窄的原因有哪些？

4. 简述线性区间验证的原理和方法。

（梁照锋）

实验二十九 溴甲酚绿法测定血清白蛋白及回收试验

PPT

血液中白蛋白（albumin，Alb）是血清中含量最多的蛋白质，占血浆总蛋白的 40% ~ 60% ，血清白蛋白的测定在一定程度上能够反映肝脏合成功能改变，同时也可以反映机体的营养状况。

回收试验是发现分析方法比例系统误差的有效方法，可用于评价方法的正确度。本实验以溴甲酚绿（bromcresol green，BCG）法测定血清白蛋白为例，评价该方法的正确度。

【实验目的】

掌握血清白蛋白测定的原理、方法、注意事项，回收试验的设计原理、实验数据的处理方法；熟悉血清白蛋白测定的其他方法及回收试验的具体操作；了解血清白蛋白测定的临床意义。

【实验原理】

1. 溴甲酚绿法测定血清白蛋白　血清白蛋白在 pH 为 4.2 的缓冲液中带正电荷，在有非离子去垢剂聚氧化乙烯月桂醚（Brij - 35）存在时，与带负电荷的染料溴甲酚绿（BCG）结合形成在 630nm 有吸收峰的蓝绿色化合物，颜色深浅与白蛋白浓度成正比，在 630nm 处比色测定，与同样处理的白蛋白标准比较，即可求得样本中白蛋白的含量，反应式如下。

$$血清白蛋白 + BCG \xrightarrow{pH = 4.2} 蓝绿色复合物$$

2. 回收试验　反映分析方法正确测定加入常规分析样本中纯分析物的能力。将被分析的纯品标准液加入样本中，成为分析样本，原样本加入等量的无分析物的溶液作为基础样本，然后用同样的方法进行测定，两次测定结果的差值即为回收量，实际测得值与理论计算值之比乘以 100% 则为回收率。

【实验仪器和试剂】

1. 仪器　分光光度计或自动生化分析仪。

2. 试剂

（1）0.5mol/L 琥珀酸贮存液（pH4.0）　称取 NaOH 10g 和琥珀酸 56g，溶于 800ml 去离子水中，用 1mol/L NaOH 溶液调至 pH4.0 ±0.05 后，加去离子水至 1L。

（2）10mmol/L BCG 贮存液　称取 BCG（MW720.02）1.75g 溶于 1mol/L NaOH 溶液 5ml 中，加去离子水至 250ml。

（3）聚氧化乙烯月桂醚（Brij - 35）贮存液　称取 Brij - 35 25g 溶于约 80ml 去离子水中，加温助溶，冷却后加去离子水至 100ml。

（4）叠氮钠贮存液　称取叠氮钠 4.0g 溶于去离子水中，配置 100ml。

（5）BCG 试剂　在 1L 容量瓶内加去离子水约 400ml，琥珀酸缓冲贮存液 100ml，准确加入 BCG 贮存液 8.0ml（用少许去离子水冲洗吸管壁残存的染料），加叠氮钠贮存液 2.5ml、Brij - 35 贮存液

2.5ml，最后加去离子水至刻度，混匀。此溶液 pH 应为 4.1 ± 0.05，储存于聚乙烯瓶内。

（6）40g/L 白蛋白标准液　血清白蛋白测定时选用，称取人血清白蛋白 4g，叠氮钠 50mg，溶于去离子水中并加水至 100ml，也可用白蛋白已定值的参考血清作标准。

（7）300g/L 白蛋白标准液　回收试验时选用，称取人血清白蛋白 3g，叠氮钠 5mg，溶于去离子水中并加水至 10ml。

【实验步骤】

1. 回收样本制备

（1）基础样本　0.9ml 混合血清 +0.1ml 生理盐水。

（2）回收样本 Ⅰ　0.9ml 混合血清 +0.06ml 白蛋白标准液（300g/L）+0.04ml 生理盐水。

（3）回收样本 Ⅱ　0.9ml 混合血清 +0.1ml 白蛋白标准液（300g/L）。

2. 血清白蛋白浓度测定　血清白蛋白测定按表 29-1 操作。基础样本、回收样本 Ⅰ、回收样本 Ⅱ 各平行测定 3 次。

表 29-1　BCG 法测定白蛋白

加入物（μl）	空白管（B）	标准管（S）	基础样本（U_1）	回收样本 Ⅰ（U_2）	回收样本 Ⅱ（U_3）	测定管（U*）
去离子水	20	—	—	—	—	—
白蛋白标准液（40g/L）	—	20	—	—	—	—
样本	—	—	20	20	20	20
BCG 试剂	4000	4000	4000	4000	4000	4000

充分混匀，室温放置 30 秒，在波长 630nm 比色，空白管调零，读取各管吸光度。

【实验结果】

1. 结果计算　按下列公式计算出基础样本、回收样本 Ⅰ、回收样本 Ⅱ 和测定管的白蛋白浓度。

$$白蛋白浓度（g/L）=\frac{测定管吸光度（A_U）}{标准管吸光度（A_S）}\times 白蛋白标准液浓度（c_S）$$

2. 数据处理

（1）实验数据记录在表 29-2 中。

表 29-2　回收试验数据整理

样品	测定浓度（g/L）	加入浓度（g/L）	回收浓度（g/L）	回收率（%）
基础样本		—	—	—
回收样本 Ⅰ				
回收样本 Ⅱ				
平均回收率				

（2）计算加入浓度

$$加入浓度（g/L）=标准液浓度（g/L）\times \frac{标准液量（μl）}{血清量（μl）+标准液量（μl）+生理盐水量（μl）}$$

（3）计算回收量浓度

$$回收量浓度=回收样本测得值-基础样本测得值$$

（4）计算回收率

$$回收率（100\%）= \frac{回收量}{加入浓度量} \times 100\%$$

【注意事项】

1. 严重高脂血症可使结果偏高，需做标本空白校正。

2. 溴甲酚绿和溴甲酚紫（bromocresol purple，BCP）是常用的阴离子染料，白蛋白可与之结合，而球蛋白基本不结合，所以用来测定血清白蛋白，操作简单、灵敏度高、重复性好、可自动化。BCP对血清白蛋白结合特异性略差，BCG为最常用。BCG是一种pH指示剂，变色域为pH3.8～5.4，在pH3.8环境中由黄色转变为蓝绿色，在pH5.4环境中由蓝绿色转变为黄色。因此，控制反应液的pH是本法测定的关键。

3. BCG试剂与白蛋白的反应是即刻反应，与其他蛋白的反应是迟缓反应。BCG与血清混合后，在30秒读取吸光度，可明显减少其他蛋白的干扰。30秒后与血清中其他蛋白的反应会引起干扰，引起干扰主要为α和β球蛋白、铜蓝蛋白、C-反应蛋白、结合珠蛋白、α_1-酸性糖蛋白和α_1-抗胰蛋白酶等。

4. 准确加量是回收试验最关键的影响因素之一，因为被分析物的理论值是根据所加标准液的量计算出来的，加样量准确与否，直接影响本试验结果，所以要求选择经过校准、干燥、洁净的吸管并正确使用。

5. 回收试验中待分析样本的白蛋白浓度必须在检测方法的线性范围内。

6. 考虑到基质效应，所加入标准液的体积不应超过总体积的10%，避免稀释过度，引起误差的改变或消失。回收率接近100%，说明该分析方法对分析物无论在纯溶液中还是在复杂的基质环境中，反应能力是一致的。若回收率明显偏离100%，说明该分析方法对于基质环境中的分析物的反应能力有明显差别，所以回收试验也可对分析方法是否受基质效应的影响进行评估。

【思考题】

1. 简述溴甲酚绿法测定白蛋白的原理。
2. BCG法测定血清白蛋白为什么要设定在30秒比色？
3. 回收率偏离100%说明什么？
4. 加入标准液的体积控制在10%以内的目的是什么？

（梁照锋）

 实验三十　连续监测法测定血清丙氨酸氨基转移酶

PPT

丙氨酸氨基转移酶（alanine transaminase，ALT）是一种催化丙氨酸和α-酮酸之间发生氨基转移反应的酶，血清ALT是临床最常检测的酶类项目之一。

酶活性的测定方法按照对酶促反应时间的选择不同可以分为定时法（fixed time assay）和连续监测法（continuous monitoring assay）。随着自动化分析技术的发展，连续监测法成为主流方法，目前IFCC推荐的ALT测定方法是连续监测法，也是ALT的参考方法。

【实验目的】

掌握连续监测法测定血清 ALT 的原理、方法和注意事项；熟悉连续监测法测定血清 ALT 的试剂组成；了解血清 ALT 测定的其他方法。

【实验原理】

ALT 催化氨基从 L – 丙氨酸转移到 α – 酮戊二酸，生成丙酮酸和 L – 谷氨酸。生成的丙酮酸在乳酸脱氢酶（LD）催化下还原生成 L – 乳酸，同时将 NADH 氧化成 NAD$^+$。连续监测 340nm 处吸光度的下降速率计算血清 ALT 的活性浓度。反应式如下：

$$L – 丙氨酸 + α – 酮戊二酸 \xrightarrow{ALT} 丙酮酸 + L – 谷氨酸$$

$$丙酮酸 + NADH + H^+ \xrightarrow{LD} L – 乳酸 + NAD^+$$

【实验仪器和试剂】

1. 仪器 自动生化分析仪。

2. 试剂

（1）ALT 检测试剂盒 试剂主要成分及浓度见表 30 – 1。

表 30 – 1 连续监测法测定 ALT 试剂组成

	组成成分	浓度
R1	Tris – HCl 缓冲液	100mmol/L
	L – 丙氨酸	500mmol/L
	NADH	0.18mmol/L
	LD	1200U/L
R2	α – 酮戊二酸	15mmol/L

（2）酶校准品。

【实验步骤】

1. 单试剂法 试剂按 R1：R2 = 4：1 比例混合后使用，取 3 支试管，做好标记，按表 30 – 2 操作。

表 30 – 2 连续监测法测定血清 ALT（单试剂法）

加入物（μl）	空白管（B）	校准管（C）	测定管（U）
去离子水	40	—	—
校准品	—	40	—
样本	—	—	40
工作液	1000	1000	1000

充分混匀，37℃水浴 60 秒后测定初始吸光度，然后准确测定平均每分钟吸光度变化值 $\triangle A/\min$。自动生化分析仪按设定参数完成检测后，自动计算 ALT 活性浓度。自动化分析主要测定参数见表 30 – 3。

表 30 – 3　连续监测法测定血清 ALT（单试剂）自动化分析主要参数

名称	参数	名称	参数
样本量	40μl	温度	37℃
工作液	1000μl	测定模式	连续监测法
波长	340nm	读数间隔时间	20s
延迟时间	60s	反应时间	180s

2. 双试剂法　取 3 支试管，做好标记，按表 30 – 4 操作。

表 30 – 4　连续监测法测定血清 ALT（双试剂法）

加入物（μl）	空白管（B）	校准管（C）	测定管（U）
去离子水	40	—	—
校准品	—	40	—
样本	—	—	40
R1	800	800	800
充分混匀，置 37℃ 水浴 5 分钟			
R2	200	200	200

充分混匀，37℃ 水浴 60 秒后测定初始吸光度，然后准确测定平均每分钟吸光度变化值 $\triangle A/\min$。自动生化分析仪按设定参数完成检测后，自动计算 ALT 活性浓度。自动化分析主要测定参数见表 30 – 5。

表 30 – 5　连续监测法测定血清 ALT（双试剂法）自动化分析主要参数

名称	参数	名称	参数
样本量	40μl	温度	37℃
R1	800μl	读数间隔时间	20s
R2	200μl	延迟时间	60s
波长	340nm	反应时间	180s

【实验结果】

建议以校准品定标后计算：

$$ALT(U/L) = \frac{\Delta A_U/\min - \Delta A_B/\min}{\Delta A_C/\min - \Delta A_B/\min} \times c_C(U/L)$$

【注意事项】

1. ALT 测定中有两个副反应，其一是血清中的游离 α – 酮酸（如丙酮酸），可消耗 NADH；其二是血清中谷氨酸脱氢酶增高时，在有氨离子存在的条件下，可消耗 NADH，使测定结果偏高。因此，在单试剂检测系统中必须有足量的 LD，才能保证 α – 酮酸引起的副反应在规定的延滞期内进行完毕。

2. 单试剂法和双试剂法都可用于常规检测，但要注意 R1 中是否含 NADH，在孵育期如果没有 NADH 参与，不能消除 α – 酮酸的影响。

3. 试剂空白吸光度，用去离子水代替血清，如果试剂空白吸光度下降到 1.0，表明 NADH 大约下降了 50%，不能保证 ALT 检测的线性范围。

4. 血清标本应尽快检测，避免反复冻融影响 ALT 的活性，红细胞内 ALT 含量为血清中 3 ~ 5 倍，需避免溶血。

【思考题】

1. 简述连续监测法测定 ALT 的基本原理。

2. ALT 测定中有哪两个副反应?

3. 双试剂法为什么能够消除内源性干扰?

(梁照锋)

实验三十一　连续监测法测定血清 γ – 谷氨酰基转移酶

PPT

γ – 谷氨酰基转移酶（gamma – glutamyltransferase，GGT）催化多肽或化合物上的 γ – 谷氨酰基转移到受体上，测定方法根据底物不同分为三类:①L – γ – 谷氨酰 – $\alpha(\beta)$ – 萘胺做底物;②γ – L – 谷氨酰对硝基苯胺（γ – L – Glutamyl – Pnitroanilide monohydrate，GNA）做底物;③L – γ – 谷氨酰 – 3 – 羧基 – 4 – 硝基苯胺（L – γ – Glutamyl – 4 – nitroanilide，GCNA）做底物。GCNA 是 IFCC 推荐的 GGT 测定的参考方法，也是中华医学会检验医学分会推荐的参考方法（WS/T 417—2013）。

【实验目的】

掌握 IFCC 推荐法测定 GGT 的原理和方法学评价;熟悉色素原底物测定酶催化活性方法的影响因素。

【实验原理】

以 GCNA 为底物，以双甘肽为 γ – 谷氨酰基的接受体，同时也做缓冲液。在 GGT 催化下，谷氨酰基转移到双甘肽分子上，同时释放出黄色的 2 – 硝基 – 5 – 氨基苯甲酸，在 410nm 处连续监测吸光度的上升速率，其每分钟吸光度的上升速率与 GGT 活性成正比。反应式如下:

$$GCNA + 双甘肽 \xrightarrow{\text{GGT, pH7.7}} 2 – 硝基 – 5 – 氨基苯甲酸 + L – \gamma – 谷氨酰 – 甘氨酰甘氨酸$$

【实验仪器和试剂】

1. 实验仪器　自动生化分析仪。

2. 试剂

（1）GGT 检测试剂盒　试剂主要成分及浓度见表 31 – 1。

表 31 – 1　连续监测法测定 GGT 的试剂组成

	组成成分	浓度
R1	甘氨酰甘氨酸（NaOH 缓冲液，pH 7.70 ± 0.05）	187.5mmol/L
R2	L – γ – 谷氨酰 – 3 – 羧基 – 4 – 硝基苯胺	30.0mmol/L

若将 R1:R2 按 4:1 混合成工作液，最终浓度:甘氨酰甘氨酸（NaOH 缓冲液）150.0mmol/L，L – γ – 谷氨酰 – 3 – 羧基 – 4 – 硝基苯胺 6.0mmol/L，pH 7.70 ± 0.05。

（2）酶校准品。

【操作步骤】

具体操作见表 31 - 2。

表 31 - 2　连续监测法测定血清 GGT

样本/试剂（μl）	空白管（B）	校准管（C）	测定管（U）
去离子水	30	—	—
校准品	—	30	—
样本	—	—	30
R1	240	240	240
充分混匀，置 37℃ 水浴 5 分钟			
R2	60	60	60

充分混匀，37℃水浴60秒后测定初始吸光度，然后准确测定平均每分钟吸光度变化值 $\triangle A/min$。自动生化分析仪按设定参数完成检测后，自动计算 GGT 活性浓度。自动化分析主要测定参数见表 31 - 3。

表 31 - 3　连续监测法测定血清 GGT 自动化分析主要参数

名称	参数	名称	参数
样本量	30μl	温度	37℃
试剂 1	240μl	测定模式	速率法
试剂 2	60μl	孵育时间	3～5min
主波长	410nm	延滞时间	60s
副波长	505nm	读数间隔时间	30s
反应方向	正向	读数次数	6 次

【结果计算】

建议以校准品定标后计算：

$$GGT = \frac{\Delta A_U/min - \Delta A_B/min}{\Delta A_C/min - \Delta A_B/min} \times c_C \quad (U/L)$$

或用 2 - 硝基 - 5 - 氨基苯甲酸的标准液实测摩尔吸光系数计算，也可以用理论 K 值计算，2 - 硝基 - 5 - 氨基苯甲酸在 405nm 波长处的摩尔吸光系数为 9490。

【注意事项】

1. 样本　建议使用空腹血清或 EDTA 抗凝血浆，红细胞中的 GGT 含量低，轻度溶血标本对 GGT 活性检测影响不大。血清中 GGT 在 4℃ 可稳定 1 月，在 -20℃ 可稳定 1 年。肝素可能会导致反应系统混浊，而柠檬酸、草酸、氟化钠抗凝剂可导致约 10% 的偏低。

2. 试剂　①底物：底物的溶解度小，在该方法中的浓度已达极限，相当于 10km 左右，只能采用较低的基质浓度。②双甘肽既是缓冲液又是 γ - 谷氨酰的接受体，类似底物的作用。甘氨酸对 GGT 的反应有抑制作用，所用的双甘肽制剂中不应含有甘氨酸。③试剂中游离对硝基苯胺和其他不纯的物质对酶活性有抑制作用，可用吡啶抽提不纯物质。④如果试剂空白过高，说明该底物自身水解严重，可能因底物不足导致测定结果偏低。本方法的检测范围为 2～1000U/L，超过 1000U/L 需用去离子水或生理盐水稀释后检测。

3. 方法 ①波长：2-硝基-5-氨基苯甲酸的吸收峰在380nm，L-γ-谷氨酰-3-羧基-4-硝基苯胺的吸收峰在310nm. 在405~410nm处，L-γ-谷氨酰-3-羧基-4-硝基苯胺的吸光度降到最低，而2-硝基-5-氨基苯甲酸仍保持较高的吸光度，两者吸光度差（ΔA）最大，所以测定波长选择在405~410。由于405nm波长附近2-硝基-5-氨基苯甲酸摩尔相关系数变化较大，波长稍有差异，将会引起较大的误差。因各类型自动生化分析仪在401~420nm只有一个波长，波长不同会带来较大差异，故最好用酶参考物校准。②K值：若没有酶参考物传递的校准物质，理论K值按2-硝基-5-氨基苯甲酸在405nm、410nm处的摩尔吸光度分别为9 490和7 908计算，该方法对分光光度计波长精度要求较高，因此，各实验室最好用实测摩尔吸光度来校准。③2-硝基-5-氨基苯甲酸摩尔吸光系数较小，本法样品稀释因子只有1：21，因此R1试剂最好预温。

【思考题】

1. 简述色素原底物法的优缺点和注意事项。

2. 试剂成分双甘肽有何作用？

3. 自动生化分析仪酶活性测定的K值分哪几类？应如何正确应用？

（沈财成）

实验三十二　改良 J-G 法测定血清胆红素及干扰试验

PPT

血清总胆红素（total bilirubin，TB）由未结合胆红素（unconjugated bilirubin，UCB）即 α 胆红素、结合胆红素（conjugated bilirubin，CB），包括单葡萄糖醛酸胆红素即 β 胆红素和双葡萄糖醛酸胆红素即 γ 胆红素及清蛋白-胆红素复合物（δ 胆红素）所组成。目前临床自动生化分析仪上较常用的方法为钒酸盐氧化法和重氮试剂法，重氮试剂法即改良 J-G 法，美国临床实验室标准化委员会（National committee for clinical laboratory，NCCLS）推荐的参考方法为高效液相色谱法（high performance liquid chromatography，HPLC）。

【实验目的】

掌握改良 J-G 法测定血清总胆红素与结合胆红素的基本原理和操作方法；熟悉干扰试验的设计方法和评价目的；了解血红蛋白对改良 J-G 法的干扰机制。

【实验原理】

1. 改良 J-G 法测定血清总胆红素 血清中 CB 可直接与重氮试剂反应，生成红色的偶氮胆红素；而 UCB 须在加速剂咖啡因-苯甲酸钠-醋酸钠作用下，破坏其分子内氢键后，增进溶解度，才能与重氮试剂反应，再生成红色偶氮胆红素。本法重氮反应在 pH6.5，最后加入碱性酒石酸钠使红色偶氮胆红素（吸收峰530nm）转变成蓝绿色偶氮胆红素，在600nm 波长处比色，可提高检测的灵敏度。反应式如下。

$$CB + 重氮试剂 \longrightarrow 红色偶氮胆红素$$

$$UCB + 重氮试剂 \xrightarrow{加速剂} 红色偶氮胆红素$$

$$红色偶氮胆红素 \xrightarrow{碱性酒石酸钠，pH6.5} 蓝色偶氮胆红素$$

2. 干扰试验 是测定非特异性和干扰两者引起的误差。当加入干扰物一定时，误差大小只与干扰物浓度有关而与待测物浓度无关，故该误差属于恒定系统误差。干扰试验的设计原则是评价不同浓度干扰物对待测物的干扰程度，设计方法基本同回收试验。

本实验以血红蛋白做干扰物，观察其对改良 J – G 法测定胆红素的影响，其干扰机制可能是：血红蛋白与重氮试剂反应形成的产物破坏偶氮胆红素，还可能被亚硝酸氧化为高铁血红蛋白而造成测定结果偏低。

【实验仪器与试剂】

1. 仪器 分光光度计或自动生化分析仪。

2. 试剂

（1）咖啡因 – 苯甲酸钠试剂 称取无水醋酸钠 41.0g，苯甲酸钠 38.08g，乙二胺四乙酸二钠（EDTA – Na₂）0.5g，溶于约 500ml 去离子水中，再加入咖啡因 25.0g，搅拌使溶解（加入咖啡因后不能加热溶解），用去离子水补足至 1L，混匀。滤纸过滤，置棕色瓶，室温保存。

（2）碱性酒石酸钠溶液 称取氢氧化钠 75.5g，酒石酸钠 263.0g，用去离子水溶解并补足至 1L，混匀。置塑料瓶中，室温保存。

（3）28.9mmol/L 对氨基苯磺酸溶液 称取对氨基苯磺酸 5.0g，溶于 800ml 去离子水，加入浓盐酸 15ml，用去离子水补足至 1L。

（4）72.5mmol/L 亚硝酸钠溶液 称取亚硝酸钠 5.0g，用去离子水溶解并定容至 100ml，混匀，置棕色瓶，冰箱保存，稳定期不少于 3 个月。作 10 倍稀释成 72.5mmol/L，冰箱保存，稳定期不少于 2 周。

（5）重氮试剂 临用前取上述对氨基苯硝酸溶液 20ml 和亚硝酸钠溶液 0.5ml 混匀即成。

（6）171μmol/L 胆红素标准贮存液 准确称取符合要求的胆红素 10mg，加入二甲亚砜 1ml，用玻璃棒搅拌，使成混悬液。加入 0.05mol/L 碳酸钠溶液 2ml，使胆红素完全溶解后，移入 100ml 容量瓶中，以稀释用血清洗涤数次并入容量瓶中，缓慢加入 0.1mol/L 盐酸 2ml，边加边摇（勿用力摇动，以免产生气泡）。最后以稀释用血清定容。配制过程中应尽量避光，贮存容器用黑纸包裹，置 4℃冰箱 3 天内有效，但要求配制后尽快作标准曲线。

（7）200g/L 血红蛋白贮存液 取新鲜抗凝血，离心后去除血浆，用 10 倍体积的 PBS 缓冲液清洗红细胞，经过离心（室温，3500r/min，10 分钟），去上清后再用 10 倍体积的 PBS 悬浮，重复 3 次。取沉淀加入适量蒸馏水置 –20℃冻融 2 次，离心去沉淀物，取上清液测定血红蛋白浓度，并稀释成浓度约为 200g/L 的血红蛋白贮存液。

（8）5.0g/L 叠氮钠溶液。

【操作步骤】

1. 干扰样本制备

（1）基础样本 0.9ml 血清 +0.1ml 蒸馏水。

（2）干扰样本 I 0.9ml 血清 +0.05ml 血红蛋白贮存液（200g/L）+0.05ml 蒸馏水，干扰物浓度为 10.0g/L。

（3）干扰样本 Ⅱ　0.9ml 血清 + 0.1ml 血红蛋白贮存液（200g/L），干扰物浓度为20.0g/L。

2. 血清胆红素测定　血清胆红素测定按表32-1操作。基础样本、干扰样本 Ⅰ 和干扰样本 Ⅱ 各平行测定3次。

表32-1　改良 J-G 法测定血清胆红素

加入物（μl）	对照管	总胆红素管（TB）	结合胆红素管（CB）
血清	200	200	200
咖啡因苯甲酸钠试剂	1600	1600	—
对氨基苯磺酸溶液	400	—	—
重氮试剂	—	400	400
每加一种试剂后立即混匀，加重氮试剂后室温放置10分钟，CB 管置37℃ 1分钟			
叠氮钠溶液	—	—	50
咖啡因-苯甲酸钠试剂	—	—	1550
碱性酒石酸钠溶液	1200	1200	1200

充分混匀，在波长600nm 处比色，对照管调零，读取各管吸光度，在标准曲线上查出相应的胆红素浓度。

3. 标准曲线制作　按表32-2配制胆红素标准液。

表32-2　胆红素标准液的配制

加入物（μl）	管号				
	1	2	3	4	5
胆红素标准贮存液	400	800	1200	1600	2000
稀释用血清	1600	1200	800	400	—
相当于胆红素浓度（μmol/L）	34.2	68.4	103	137	171

充分混匀（不可产生气泡），按胆红素测定方法操作。每一浓度做3个平行管，并分别做标准对照管，用各自的标准对照管调零，读取标准管的吸光度。

配制标准液用的溶剂血清中尚有少量胆红素，同样测定吸光度值。每个标准管的吸光度值均应减去此吸光度，然后与相应胆红素浓度绘制标准曲线。

【实验结果】

1. 数据处理　实验数据分别记录在表32-3和32-4中。

表32-3　总胆红素干扰试验结果

样本	加入 Hb 理论值（g/L）	总胆红素（μmol/L）	干扰值（μmol/L）	干扰率（%）
基础样本	0			
干扰样本 Ⅰ	10.0			
干扰样本 Ⅱ	20.0			

表32-4　结合胆红素干扰试验结果

样本	加入 Hb 理论值（g/L）	结合胆红素（μmol/L）	干扰值（μmol/L）	干扰率（%）
基础样本	0			
干扰样本 Ⅰ	10.0			
干扰样本 Ⅱ	20.0			

2. 计算干扰值

$$干扰值 = 干扰样品浓度 - 基础样品浓度$$

3. 计算干扰率

$$干扰率 = 干扰值/基础样品浓度$$

【注意事项】

1. 胆红素对光敏感，标准液及样本均应尽量避光保存，防止胆红素的光氧化。血样本应避光置冰箱保存，样本冰箱保存可稳定 3 天。

2. 一般用游离（非结合）胆红素配制标准液，因不溶于水，胆红素标准液须用含人血清白蛋白的溶剂配制，常用人混合血清。要求如下：收集无溶血、无黄疸、无脂浊的新鲜血清，混合，必要时可用滤菌器过滤。取过滤后的血清 1ml，加入 0.154mmol/L 的 NaCl 溶液 24ml 混匀。稀释用血清的合格标准：在 414nm 波长，1cm 光径，以 0.154mmol/L 的 NaCl 溶液调零点，其吸光度应小于 0.100；在 460nm 的吸光度应小于 0.04。

3. 配制标准液的胆红素须符合下列标准：纯胆红素的三氯甲烷溶液，在 25℃条件下，光径(1.000 ±0.001)cm，波长 453nm，摩尔吸光系数应在 60 700 ±1 600 范围内；改良 J - G 法偶氮胆红素的摩尔吸光系数应在 74 380 ±866 范围内。

4. 轻度溶血对本法无影响，但严重溶血时可使测定结果偏低。血脂及脂溶色素对测定有干扰，应尽量取空腹血。

5. 叠氮钠能破坏重氮试剂，终止偶氮反应。凡用叠氮钠作防腐剂的质控血清，可引起偶氮反应不完全，甚至不呈色。

6. 灵敏度和线性范围　本法摩尔吸光系数为 74 380 ±866，当样本中胆红素浓度小于 17.1mol/L 时，其产生的吸光度值小于 0.08，其检测灵敏度显然不足。胆红素超过 171μmol/L 时，吸光度已达 0.8，应减量操作。

7. 咖啡因属于易制毒管制药品，不易购买。重氮反应法测定胆红素，也可用甲醇（M - E 法）、尿素、表面活性剂、二甲亚砜等作加速剂，反应 pH 和显色 pH 都为酸性，560nm 波长比色，易于自动化，但灵敏度比改良 J - G 法略低。

【思考题】

1. 改良 J - G 法所用试剂的各主要组分的作用是什么？
2. 胆红素标本为何要进行避光保存？
3. 对稀释用的混合血清有什么具体要求？

（沈财成）

第九章　肾脏疾病的生物化学实验诊断

 实验三十三　脲酶法测定血清尿素及单双试剂比较

PPT

血清尿素浓度在一定程度上可反映肾小球的滤过功能。脲酶法测定血清尿素是利用脲酶将尿素水解产生氨，然后测定氨的产量，再换算成尿素含量。现临床实验室常用脲酶－谷氨酸脱氢酶偶联法测定血清尿素，本法简便、快速，灵敏度和准确度较高，可用于自动生化分析仪。

【实验目的】

掌握脲酶－谷氨酸脱氢酶偶联法测定血清尿素的基本原理；熟悉单、双试剂测定的优缺点及尿素测定的干扰因素。

【实验原理】

1. 脲酶－谷氨酸脱氢酶偶联法测定尿素　尿素经脲酶催化水解生成氨（NH_3）和二氧化碳。NH_3与α－酮戊二酸在谷氨酸脱氢酶（GLDH）催化下，由还原型辅酶Ⅰ（NADH）提供一对还原氢，反应生成谷氨酸和氧化型辅酶Ⅰ（NAD^+），NADH在340nm波长处有最大吸收峰，其吸光度下降的速率与待测样本中尿素的含量成正比关系。反应式如下：

$$尿素 + H_2O \xrightarrow{\text{脲酶}} NH_3 + CO_2$$

$$NH_3 + \alpha－酮戊二酸 + NADH + H^+ \xrightarrow{\text{GLDH}} 谷氨酸 + NAD^+ + H_2O$$

2. 单、双试剂比较　测定结果的干扰因素主要来自内源性氨，双试剂速率法的第一步实验试剂1（R1）中含GLDH、α－酮戊二酸和NADH，可将血清中内源性氨转变成谷氨酸，与单试剂法相比，双试剂法能较好消除氨的干扰。因此，尿素酶偶联双试剂速率法与单试剂速率法相比，准确性高，线性范围宽，为目前临床实验室常用方法。

【实验仪器和材料】

1. 实验仪器　分光光度计或自动生化分析仪。

2. 试剂

（1）100mmol/L尿素标准贮存液　精确称取60~65℃干燥恒重的尿素（MW为60.06）0.6g，溶解于无氨去离子水，并定容至100ml，加0.1g叠氮钠防腐，4℃可保存6个月。

（2）5mmol/L尿素标准应用液　取5ml上述贮存液至100ml容量瓶中，用无氨去离子水定容至100ml。

（3）酶试剂　试剂主要成分及浓度见表33－1。

表 33 - 1 脲酶 - 谷氨酸脱氢酶偶联法测定尿素的试剂组成

	组成成分	浓度
R1	GLDH	200U/mL
	α - 酮戊二酸	100mmol/L
	NADH	0.3mmol/L
R2	脲酶	28U/mL
	α - 酮戊二酸	27.4mmol/L

【实验步骤】

1. 自动化分析 主要参数见表 33 - 2。

表 33 - 2 脲酶 - 谷氨酸脱氢酶偶联法测定血清尿素自动分析主要参数

名称	参数	名称	参数
波长	340nm	读数时间（单试剂法）	120s
温度	37℃	延迟时间（双试剂法）	30s
延迟时间（单试剂法）	60s	读数时间（双试剂法）	60s

2. 双试剂法 取 3 支试管，标明空白管、标准管和测定管，按表 33 - 3 操作。

表 33 - 3 双试剂速率法测定血清尿素

加入物（μl）	空白管（B）	标准管（S）	测定管（U）
无氨去离子水	4	—	—
尿素标准应用液	—	4	—
血清	—	—	4
R1	300	300	300
充分混匀，37℃水浴 5 分钟			
R2	100	100	100

充分混匀，立即在半自动生化分析仪上或附有恒温装置的分光光度计上检测，按照空白管、标准管、测定管的顺序依次加入 R2，并且加一管测定一管。R2 加入后混匀，延迟时间 30 秒，读数时间 60 秒，以空白管调零，在 340nm 波长处分别读取第 60 秒、120 秒、180 秒标准管和测定管的吸光度，得到平均变化速率（$\Delta A/\min$）。

3. 单试剂法 试剂按 R1：R2 = 3：1 比例混合后使用，按表 33 - 4 操作。

表 33 - 4 单试剂速率法测定血清尿素

加入物（μl）	空白管（B）	标准管（S）	测定管（U）
无氨去离子水	4	—	—
尿素标准应用液	—	4	—
血清	—	—	4
混合试剂	400	400	400

充分混匀，立即在半自动生化分析仪上或附有恒温装置的分光光度计上检测，按照空白管、标准管、测定管依次加入混合试剂，加一管测定一管。加入后混匀，延迟时间 60 秒，读数时间 120 秒，在 340nm 波长处比色，空白管调零，分别读取第 60 秒、120 秒、180 秒时标准管和测定管的吸光度，得到平均变化速率（$\Delta A/\min$）。

4. 单、双试剂法对氨干扰的测定比较　实验中可人为加入外源性氨，根据氨水的新鲜程度不同先预估一定的量加入待测血清中，进行预试验，氨和血清比例约1∶400。将配制好的上述血清，按照表33－3、表33－4分别用双试剂法、单试剂法检测尿素含量，并比较检测结果，分析尿素测定过程中的干扰因素。

【实验结果】

$$尿素浓度（mmol/L）= \frac{测定管吸光度（A_U）}{标准管吸光度（A_S）} \times 尿素标准液浓度（c_S）$$

【注意事项】

1. 血液样本最好用血清，含氟化钠抗凝血浆由于脲酶活性被抑制可导致检测结果偏低。

2. 血红蛋白 >1000mg/dl 对测定有一定的干扰，应避免样本溶血。

3. 在340nm波长下以无氨去离子水调零，试剂空白的吸光度应大于1.0，试剂混浊或吸光度低于1.0的不宜使用。采用液体型双试剂有利于试剂稳定。

4. 测定过程中，各种器材和去离子水均应无氨离子污染，防止交叉污染，否则结果偏高。

5. 血氨升高时，可使尿素测定结果偏高，采用两点速率法能较好地消除内源性氨的干扰。

6. 本法易受内源性脱氢酶和还原型辅酶的干扰，需采用含乳酸脱氢酶抑制剂（如高浓度丙酮酸）的双试剂法来测定，否则测定结果偏高。

7. 单试剂存在抗干扰能力差的特点，会带来分析误差。而双试剂准确性较高，消除了样本的内源性干扰，在终点法测试中，能消除样本空白（脂浊、溶血、黄疸等干扰物质）、比色杯等因素的影响，提高了测定的准确性，并且试剂稳定；试剂1、试剂2分开保存，提高了试剂的稳定性。

8. 影响尿素含量测定结果的因素主要有内源性氨，还有内源性乳酸脱氢酶和还原型辅酶、样本溶血产生的血红蛋白、黄疸等干扰物质。为了解内源性氨对尿素含量测定结果的影响，在实验中人为加入外源性氨，制备模拟干扰血清，分别用双试剂法、单试剂法测定血清尿素含量，以验证双试剂法是否能有效消除氨带来的干扰。

【思考题】

1. 简述脲酶－谷氨酸脱氢酶偶联法测定血清尿素的基本原理。

2. 简述单、双试剂速率法测定血清尿素的原理及各自的优缺点。

（刘　影）

实验三十四　肌氨酸氧化酶法测定血清肌酐及肾小球滤过率估算

PPT

血液中肌酐（creatine，Cr）来源于食物摄取和机体肌酸代谢生成，机体肌酐每日生成量恒定。血肌酐（serum creatine，Scr）几乎全部经肾小球滤过，且不被肾小管重吸收，是反映慢性肾脏病患者功能情况的一项重要指标，但其影响因素较多，而肾小球滤过率（glomerular filtration rate，GFR）则能够比较准确地反映慢性肾脏病患者的肾功能情况，故临床上常基于 Scr 估算 GFR。

【实验目的】

掌握肌氨酸氧化酶法测定血清肌酐的基本原理；熟悉肾小球滤过率估算的方法；了解测定血清肌酐的注意事项。

【实验原理】

1. 肌氨酸氧化酶法测定血清肌酐　肌酐在肌酐酰胺水解酶（又称肌酐酶）的催化下生成肌酸，肌酸在肌酸胺基水解酶（又称肌酸酶）催化下水解成肌氨酸和尿素，肌氨酸再经肌氨酸氧化酶催化生成甘氨酸、甲醛和过氧化氢（H_2O_2）。过氧化氢与 4 - 氨基安替比林（4 - AAP）及苯酚在过氧化物酶（POD）的催化下反应生成红色化合物醌亚胺，在 546nm 波长进行比色测定。指示反应为 Trinder 反应，产物颜色深浅与肌酐含量呈线性关系。反应式如下：

$$肌酐 + H_2O \xrightarrow{肌酐酶} 肌酸$$

$$肌酸 + H_2O + O_2 \xrightarrow{肌酸酶} 肌氨酸 + 尿素$$

$$肌氨酸 + H_2O + O_2 \xrightarrow{肌氨酸氧化酶} 甘氨酸 + 甲醛 + H_2O_2$$

$$4 - AAP + 苯酚 + H_2O_2 \xrightarrow{POD} 醌类化合物 + H_2O$$

2. 肾小球滤过率估算　以血肌酐值为基础，根据患者年龄、性别、身高、体重、种族等参数，可采用 CKD - EPI 公式计算肾小球滤过率估算值（eGFR）。

【实验仪器和试剂】

1. 实验仪器　分光光度计或自动生化分析仪。

2. 试剂

（1）100μmol/L 肌酐标准液。

（2）酶试剂　试剂主要成分及浓度见表 34 - 1。

表 34 - 1　肌氨酸氧化酶法测定肌酐的试剂组成

	组成成分	浓度
R1	N - 三羟甲基代甲基 - 3 - 氨基丙磺酸缓冲液	30mmol/L（pH 8.1）
	肌酸酶	≥20kU/L
	肌氨酸氧化酶	≥8kU/L
	维生素 C 氧化酶	≥2kU/L
	2,4,6 - 三碘 - 3 - 羟基苯甲酸（HTBA）	5.9mmol/L
R2	N - 三羟甲基代甲基 - 3 - 氨基丙磺酸缓冲液	50mmol/L（pH 8.0）
	肌酐酶	≥30kU/L
	POD	≥1kU/L
	4 - AAP	2.0mmol/L
	亚铁氰化钾	163μmol/L

【实验步骤】

1. 手工法　取 3 支试管，按表 34 - 2 操作。

表 34 - 2　肌氨酸氧化酶法测定肌酐

加入物（μl）	空白管（B）	标准管（S）	测定管（U）
去离子水	50	—	—
标准液或定值血清	—	50	—
血清	—	—	50
R1	2000	2000	2000
充分混匀，置37℃水浴5分钟，在546nm波长处比色，空白管调零，测检测各管吸光度，分别记为 A_{U1}、A_{S1}			
R2	1000	1000	1000
充分混匀，置37℃水浴5分钟，在546nm波长处比色，空白管调零，测检测各管吸光度，分别记为 A_{U2}、A_{S2}			

2. 自动化分析　主要测定参数见表34 - 3。详细操作程序参照仪器和试剂盒说明书。

表 34 - 3　肌氨酸氧化酶法测定肌酐自动分析主要参数

名称	参数	名称	参数
温度	37℃	主波长	546nm
反应时间	10min	副波长	700nm

3. 采用 CKD - EPI 公式估算 GFR　收集测定 Scr 患者的年龄、性别，将测得的 Scr 值代入表34 - 4 中的 CKD - EPI 公式，计算该患者的 eGFR 值。也可以利用网络版基于 CKD - EPI 公式的软件，输入参数，得出该患者的 eGFR 值。单位换算：肌酐浓度 1mg/dl 相当于 88.4μmol/L。

【实验结果】

1. 结果计算

$$血清肌酐（\mu mol/L）= \frac{[A_{U2} - A_{U1} \times K]}{[A_{S2} - A_{S1} \times K]} \times 肌酐标准液浓度（c_S）$$

$$K = \frac{样本体积 + R1\ 体积}{反应液总体积} = \frac{2050\mu l}{3050\mu l} = 0.672$$

2. 肾小球滤过率估算　见表34 - 4。

表 34 - 4　采用 CKD - EPI 公式计算 eGFR

性别	Scr 范围	EPI - GFR 公式 单位：ml/（min·1.73m²）	Scr 值 （μmol/L）	Scr 值 （mg/dl）	年龄	EPI - GFR
女性	Scr≤0.7mg/dl （61.88μmol/L）	EPI - GFR = 144 × [Scr（mg/dl）/0.7)] $^{-0.329}$ ×0.993^{年龄}	49.600	0.561	73	92.739
	Scr＞0.7mg/dl （61.88μmol/L）	EPI - GFR = 144 × [Scr（mg/dl）/0.7)] $^{-1.209}$ ×0.993^{年龄}	111.000	1.256	39	54.022
男性	Scr≤0.9mg/dl （79.56μmol/L）	EPI - GFR = 141 × [Scr（mg/dl）/0.9)] $^{-0.411}$ ×0.993^{年龄}	63.000	0.713	57	103.988
	Scr＞0.9mg/dl （79.56μmol/L）	EPI - GFR = 141 × [Scr（mg/dl）/0.9)] $^{-1.209}$ ×0.993^{年龄}	111.000	1.256	53	64.964

【注意事项】

1. **样本** 对检测结果的影响包括：①胆红素 < 0.4g/L，血红蛋白 < 5g/L，维生素 C < 0.2g/L 对测定值无影响。②为降低胆红素和维生素 C 对 Trinder 反应的干扰，可在试剂中加入亚铁氰化钾和维生素 C 氧化酶进行消除。③测定高免疫球蛋白样本时，加入试剂 1 后，有时会产生混浊，出现异常值。

2. **试剂** 如果试剂混浊，或在 546nm 波长下以去离子水为空白，试剂吸光度大于 0.2 时，请勿使用。不同批号试剂，不能混用。

3. 试剂避免直接接触皮肤和黏膜，误入眼、口或沾染到皮肤上需立即用清水彻底冲洗，必要时请就医。

4. 国外研究发现，CKD-EPI 公式具有更好的精确度和准确度。而国内的学者研究发现，CKD-EPI 公式虽然与 GFR 有较好的相关性，但存在一定的偏差，尤其在肾功能异常患者中有过高估计 GFR 的倾向。

案例分析

【思考题】

1. 简述肌氨酸氧化酶法测定血清肌酐的原理。
2. 简述肾小球滤过率估算的方法。

（刘　影）

 实验三十五　尿酸酶法测定血清尿酸

PPT

尿酸测定主要有尿酸酶法、磷钨酸法和高效液相色谱法等。尿酸酶法又分为紫外分光光度法和酶偶联法，其中，尿酸酶-过氧化物酶偶联法为临床实验室常用方法，该法无需制备无蛋白滤液，可实现自动化分析。

【实验目的】

掌握尿酸酶-过氧化物酶偶联法测定尿酸的原理和操作步骤；熟悉尿酸酶-过氧化物酶偶联法测定尿酸的注意事项；了解尿酸测定的其他方法。

【实验原理】

尿酸酶催化尿酸生成尿囊素和过氧化氢（H_2O_2），在过氧化物酶（POD）催化下，H_2O_2 使 N-乙基-N-（2-羟基-3-磺丙基）-3-甲基苯胺（TOOS）和 4-氨基安替比林（4-AAP）缩合成红色醌类化合物（Trinder 反应），尿酸浓度与波长 546nm 吸光度成正比。反应式如下：

$$尿酸 + O_2 + H_2O \xrightarrow{尿酸酶} 尿囊素 + CO_2 + H_2O_2$$

$$H_2O_2 + 4-AAP + TOOS \xrightarrow{POD} 醌类化合物 + H_2O$$

【实验仪器和试剂】

1. 仪器 分光光度计或自动生化分析仪。

2. 试剂

（1）酶试剂 主要成分及浓度见表35－1。

表35－1 尿酸酶－过氧化物酶偶联法检测尿酸的试剂组成

	组成成分	浓度
R1	磷酸盐缓冲液	70mmol/L
	POD	5000U/L
	TOOS	0.72mmol/L
R2	磷酸盐缓冲液	70mmol/L
	POD	10000U/L
	4－AAP	1.7mmol/L
	尿酸酶	750U/L

（2）6.0mmol/L尿酸标准储存液 碳酸锂60mg溶解在60℃去离子水40ml中，加入尿酸（$C_5H_4O_3N_4$，分子量168.073）100.9mg，待溶解后冷却至室温，移入容量瓶，加甲醛2ml，去离子水定容至100ml。置棕色瓶保存。

（3）300μmol/L尿酸标准应用液 取尿酸标准储存液5.0ml、乙二醇33ml用去离子水稀释至100ml。

【实验步骤】

1. 手工法 取3支试管，试剂均按R1：R2＝4：1比例混合后使用，按表35－2操作。

表35－2 尿酸酶－过氧化物酶偶联法测定尿酸

加入物（μl）	空白管（B）	标准管（S）	测定管（U）
去离子水	20	—	—
尿酸标准液	—	20	—
样本	—	—	20
尿酸酶试剂	3000	3000	3000

充分混匀，置37℃水浴5分钟，在波长546nm处比色，空白管调零，读取各管吸光度。

2. 自动化分析 主要参数见表35－3。

表35－3 尿酸酶－过氧化物酶偶联法检测尿酸自动分析主要参数

名称	参数	名称	参数
方法	终点法	样品	5μl
主波长	546nm	试剂1	240μl
反应温度	37℃	试剂2	60μl
反应方向	正向反应	反应时间	5min

【实验结果】

$$血清尿酸（\mu mol/L）＝\frac{测定管吸光度（A_U）}{标准管吸光度（A_S）}\times 尿酸标准液浓度（c_S）$$

【注意事项】

1. 尿酸酶紫外 – 分光光度法的分析性能最佳，为尿酸测定的参考方法。磷钨酸法利用尿酸在碱性溶液中被磷钨酸还原呈蓝色反应，700nm 处有特异性吸收峰，该法需先用血清或血浆制备无蛋白滤液再测定，步骤繁琐，现已较少应用。

2. POD 催化反应的特异性较差，一些还原性物质如维生素 C 和胆红素，对尿酸测定存在负干扰，而血清尿酸浓度比较低，干扰比对葡萄糖、胆固醇和甘油三酯明显。因此，有些商品试剂添加维生素 C 氧化酶防止维生素 C 干扰尿酸测定，加入亚铁氰化钾可部分消除胆红素引起的干扰。

3. 尿酸浓度在 20 ~ 1500μmol/L 范围内线性良好，如果样本测定值超过线性范围上限，如有些尿液标本，需用生理盐水稀释至线性范围内，重新测定。

4. 水中尿酸溶解度低（0.06g/L，37℃），而在碱式碳酸盐中易溶解，故配制标准液时加入碳酸锂或碳酸钠助溶。

【思考题】

1. 简述尿酸酶 – 过氧化物酶偶联法测定血清尿酸的原理。
2. 尿酸酶 – 过氧化物酶偶联法测定血清尿酸的注意事项有哪些？

（余　楠）

 实验三十六　聚丙烯酰胺凝胶电泳分离尿液蛋白质

PPT

尿液蛋白质电泳常用醋酸纤维素薄膜电泳、十二烷基硫酸钠 – 聚丙烯酰胺凝胶电泳（SDS – polyacrylamide gel electrophoresis，SDS – PAGE）、琼脂糖凝胶高分辨率电泳和免疫固定电泳等，其中，SDS – PAGE 垂直电泳是了解尿蛋白组分的有效方法之一。

【实验目的】

掌握 SDS – PAGE 分离尿液蛋白质的原理；熟悉电泳分离尿液蛋白质的操作过程、结果判读和临床应用。

【实验原理】

聚丙烯酰胺凝胶是由丙烯酰胺（Acr）在加速剂四甲基乙二胺（TEMED）和交联剂甲叉双丙烯胺（Bis）作用下聚合成三维网状结构，具有一定孔隙大小和电荷特性的凝胶。样本处理液含阴离子表面活性剂 SDS 和强还原剂巯基乙醇。SDS 断开氢键，破坏蛋白质分子的二级和三级结构。巯基乙醇断开二硫键，破坏蛋白质分子四级结构。样本中蛋白质分子解聚成单链，形成带负电荷的蛋白质 – SDS 复合物，其电荷数远超原有电荷量，此时蛋白质分子电泳迁移率主要取决于分子量大小，其他因素的影响可忽略不计。蛋白质根据分子量大小而停留在凝胶的不同位置，实现分离，经蛋白质染料考马斯亮蓝染色、脱色，可对显示条带进行分析。聚丙烯酰胺凝胶电泳分离尿蛋白质组分采用圆盘电泳或垂直板式电泳。蛋白质分子量 15～200kDa 时，电泳迁移率与分子量的对数值呈线性相关，相同电泳条件下可从标准曲线查出未知蛋白质的相对分子量。

【实验仪器和试剂】

1. 仪器 电泳仪、垂直电泳槽、凝胶成像仪、干浴器、微型离心机等。

2. 试剂

（1）Tris－甘氨酸电泳缓冲液 存储液为 5×溶液，将 15.1g 三羟甲基甲烷（Tris）和 94g 甘氨酸溶于 900ml 去离子水中，完全溶解后，加入 50ml 10% SDS 溶液，去离子水定容至 1000ml，室温保存。工作液为 1×溶液，量筒量取 5×电泳缓冲液 200ml 和 800ml 去离子水于烧杯混匀备用。

（2）染色液 分别量取 250ml 甲醇或乙醇、80ml 乙酸，称取 1.25g 考马斯亮蓝 R250，按顺序：考马斯亮蓝 R250、甲醇或乙醇、乙酸，加入去离子水至 1L，混匀后滤纸过滤，收集滤液备用。

（3）脱色液 分别量取 250ml 甲醇或乙醇、80ml 乙酸、670ml 去离子水，混匀后玻璃瓶存放备用。

（4）10% 过硫酸铵（AP） 称取 10g 过硫酸铵，加入 100ml 去离子水，待彻底溶解，现配现用，4℃可保存 2 周。

（5）1.5mol/L Tris－HCl（pH 8.8） 称取 181.7g Tris 于 1L 烧杯中，加约 800ml 去离子水，搅拌溶解。浓盐酸调节 pH 至 8.8，定容至 1L，室温保存。

（6）1.0mol/L Tris－HCl（pH 6.8） 称取 121.1g Tris 于 1L 烧杯中，加约 800ml 去离子水，搅拌溶解。浓盐酸调节 pH 至 6.8，定容至 1L，室温保存。

（7）30% 丙烯酰胺（Acr/Bic） 称取丙烯酰胺 29g，甲叉双丙烯酰胺 1g，加去离子水定容至 100ml，室温保存。

（8）10% SDS 称取 10g SDS 溶于 80ml 去离子水，轻缓搅拌必要时水浴加热促溶解，100ml 定容，室温保存。

（9）5×上样缓冲液 取 1.0mol/L Tris－HCl（pH 6.8）0.6ml，加入甘油 2.5ml，10% SDS 溶液 2ml，二硫苏糖醇（DTT）0.39g，溴酚蓝 0.025g，去离子水定容至 10ml，分装，4℃可保存数周，－20℃可保存数月。

（10）标准蛋白质 选用商品蛋白质分子量标准（marker），包含 15～150kDa 共 8 种纯化蛋白质，与尿液标本同时电泳。

（11）不连续 SDS－PAGE 分别采用 5% 浓缩胶和 10% 分离胶，配制成分见表 36－1。

表 36－1 SDS－PAGE 浓缩胶（5%）和分离胶（10%）配制成分表

种类/体积（μl）	5%浓缩胶	10%分离胶
去离子水	965	3296
30% Acr/Bic 溶液	3300	4000
1.5mol/L Tris－HCl（pH 8.8）	630	2500
10% SDS	50	100
10% AP	50	100
四甲基乙二胺（TEMED）	5	4
总体积	5000	10000

3. 样本 采用晨尿，取中段尿 100ml，先测定尿液蛋白质浓度，经浓缩、稀释至约 2mg/ml，取 0.5ml 样本备用。

【实验步骤】

1. 按照表 36 – 1 配制 10% 分离胶。洗净晾干两块电泳玻璃板，板夹夹住，安装成模具。将配制的分离胶加入胶板（约胶板 3/4 高度），加 5mm 高的去离子水，静置 30 ~ 60 分钟，待分离胶凝固（可微倾斜观察胶面）。按表 36 – 1 配制 5% 浓缩胶，灌胶前用吸水纸吸尽分离胶上的水，迅速而轻柔注入浓缩胶至顶端，立刻将尺寸合适的梳子插入胶内，避免产生气泡，室温放置 15 ~ 30 分钟，待胶全部凝固。胶可用密封袋密封 4℃ 冰箱保存，也可用商品蛋白质电泳预制胶，按说明书操作。

2. 将 1 × Tris – 甘氨酸电泳缓冲液轻轻倒入电泳槽中，盖住胶顶端。

3. 上样　将处理好的尿液样本 40μl 与 5 × 上样缓冲液 10μl 混合，蛋白质分子量标准相同处理，保持样本中蛋白质总量为 10 ~ 15μg。煮沸 3 ~ 5 分钟后冷却，用微量加样器或吸管缓慢加至凝胶孔底部。

4. 电泳　添加 1 × Tris – 甘氨酸电泳缓冲液至电泳槽顶端，开启电源，上槽接负极，下接正极。调节电流在 0.5 ~ 1mA/cm，20 分钟后电流可增至 1 ~ 3mA/cm。通电时间为 1 ~ 6 小时，待溴酚蓝指示剂到达凝胶板下缘，关闭电源。

5. 染色　电泳结束后，将电泳槽中凝胶板取出，小心剥离凝胶，放入平皿，加考马斯亮蓝染液覆盖，置水平摇床轻轻晃动，染色 6 小时或过夜，再用脱色液漂洗，直至凝胶背景清晰，蓝色的蛋白质区带清楚可见。

6. 保存和记录　脱色后的凝胶在凝胶成像仪上扫描、拍照保存。也可置于 7% 醋酸溶液避光长期保存。

【实验结果】

对照 Marker 电泳区带位置，推断尿液蛋白质的组成。尿蛋白质 SDS – PAGE 电泳图谱如图 36 – 1 所示。

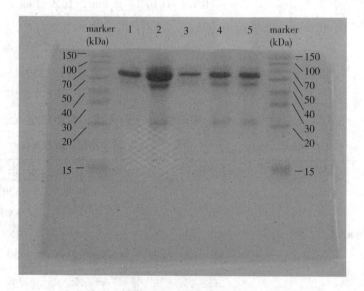

图 36 – 1　尿液蛋白质 SDS – PAGE 电泳图

注：Marker 为蛋白质分子量标准（kDa），1 ~ 5 为 5 份尿液标本。

用直尺测量蛋白质标准各条带、样本条带与凝胶顶端的距离。以相对迁移率（mr）表示迁移率，计算式如下。

相对迁移率（mr）＝样本迁移距离（cm）/染料距离（cm）

以标准蛋白质相对分子质量对数为横坐标，相对迁移率为纵坐标作图，得到标准曲线。根据待测样本的相对迁移率，得出尿液蛋白质的相对分子质量。

正常人尿蛋白浓度＜50mg/L时，电泳图谱一般仅能见到一条区带，位置相当于清蛋白。当尿蛋白浓度＞200mg/L时，电泳图谱上可出现2～4条中分子以上蛋白区带，相当于某些球蛋白区带。

【注意事项】

1. SDS－PAGE电泳图谱上尿液蛋白质分五种类型。①正常型：分子量10～1000kDa，区带主要为清蛋白；②低分子型：分子量10～70kDa，区带主要为清蛋白及以下分子量的小分子；③中分子型：分子量50～100kDa，区带主要为清蛋白及其上下分子量的蛋白质；④高分子型：分子量50～10000kDa，区带主要为清蛋白及以上分子量的蛋白质；⑤混合型：分子量10～10000kDa，低分子加高分子，清蛋白为主要区带。

2. 肾小球病变的尿液蛋白质主要是清蛋白和分子量大于清蛋白的血浆蛋白。肾小管病变尿中主要是分子量小于清蛋白的血浆蛋白。多发性骨髓瘤患者尿中可出现大量Ig轻链蛋白。

3. 进行尿蛋白电泳前，需对尿液蛋白质用磺柳酸定性分析再定量测定，尿蛋白质定性阴性，SDS－PAGE垂直电泳也可分离出蛋白质区带，需注意尿液蛋白质在电泳图谱中可能处于血清蛋白质不同的区带位置。

4. 丙烯酰胺和甲叉双丙烯酰胺具有神经毒性，皮肤、呼吸道可吸收，操作时佩戴乳胶手套、口罩，注意防护。

5. 制胶过程中用水封住胶面是为了阻止空气中氧抑制凝胶聚合。

【思考题】

1. 简述SDS－PAGE电泳法分离尿液蛋白质的原理。
2. 尿液蛋白质SDS－PAGE电泳测定的注意事项有哪些？

（余 楠）

第十章　心血管系统疾病的生物化学实验诊断

实验三十七　酶偶联法测定血清肌酸激酶及时间反应曲线试验

PPT

血清肌酸激酶（creatinine kinase，CK）测定主要用于心肌损伤和骨骼肌损伤相关疾病的实验诊断。时间反应曲线的平坦性、弯曲性或线性可以反映整个生化反应的连续过程，帮助了解生化分析仪的稳定性、空白值吸光度变化和试剂变质程度等情况。

【实验目的】

掌握酶偶联法测定血清 CK 的原理，时间反应曲线试验的原理；熟悉血清 CK 的测定方法和时间反应曲线绘制方法。

【实验原理】

1. 酶偶联法测定血清肌酸激酶　CK 催化磷酸肌酸和 ADP 反应，生成肌酸和 ATP。在镁离子存在下，葡萄糖与 ATP 在己糖激酶（HK）作用下生成葡萄糖 – 6 – 磷酸（G – 6 – P）和 ADP。G – 6 – P 与 NADP$^+$ 在葡萄糖 – 6 – 磷酸脱氢酶（G6PD）作用下生成 6 – 磷酸葡萄糖酸（6 – PG）和 NADPH。在 340nm 测定 NADPH 的生成速率来测定 CK 的活性。反应式如下：

$$磷酸肌酸 + ADP \xrightarrow{\text{CK}} 肌酸 + ATP$$

$$葡萄糖 + ATP \xrightarrow{\text{HK} + \text{Mg}^{2+}} G – 6 – P + ADP$$

$$G – 6 – P + NADP^+ + H_2O \xrightarrow{\text{G6PD}} 6 – PG + NADPH + H^+$$

2. 时间反应曲线试验　测定酶活性或用酶法测定代谢产物时，观察动态反应中的延迟期、线性期持续和终止的时间，测光点一般设置在加入试剂 2（R2）并孵育一段时间后开始，持续 1 ~ 3 分钟。要求两个测光点之间的时间反应曲线呈线性。以时间（T）为横坐标，吸光度（A）为纵坐标，绘制时间反应曲线，连续选取时间 – 吸光度曲线中线性期（各两点间吸光度差值相等）的吸光度值，并以此线性期的单位吸光度变化值（$\Delta A/\min$）计算结果。可以确定线性期并计算 $\Delta A/\min$，根据此值再准确计算酶活性。本试验用 CK 试剂盒进行测定，连续观察该反应中的延迟期、线性期和非线性期的整个过程，见图 37 – 1。

【实验仪器和试剂】

1. 仪器　半自动生化分析仪。
2. 试剂　CK 检测试剂盒，试剂主要成分及浓度见表 37 – 1。

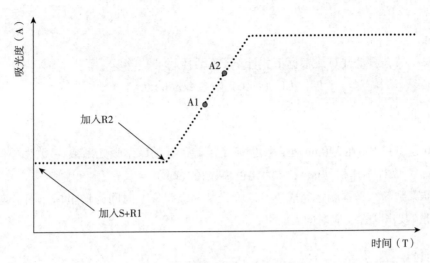

图 37 – 1 酶偶联法时间反应曲线

表 37 – 1 酶偶联法测定 CK 的试剂组成

	组成成分	浓度	组成成分	浓度
R1	咪唑缓冲液（pH = 6.70）	75mmol/L	ADP	2.0mmol/L
	HK	≥2.5kU/L	AMP	5mmol/L
	N – 乙酰半胱氨酸	24mmoL/L	二腺苷戊磷酸	0.01mmoL
	醋酸镁	20mmoL	EDTA	4.0mmoL
	G – 6 – PD	≥1.5kU/L	葡萄糖	16mmol/L
R2	NADP+	1.97mmol/L	G – 6 – PD	≥1.5kU/L
	磷酸肌酸	68mmol/L	ADP	2.0mmol/L

【实验步骤】

1. 自动化分析 主要参数见表 37 – 2。

表 37 – 2 酶偶联法测定 CK 自动化分析主要参数

名称	参数	名称	参数
样本量	20μl	主波长	340nm
试剂量	1000μl	测定间隔	30s
温度	37℃	延迟时间	90s
测定方法	连续监测法	连续监测时间	60s

2. 手工法 试剂临用前按 R1：R2 = 4：1 比例混合后使用，取 2 支试管，按表 37 – 3 操作。

表 37 – 3 酶偶联法测定血清 CK

加入物（μl）	空白管（B）	测定管（U）
去离子水	20	—
样本	—	20
CK 试剂	1000	1000

充分混匀后立即吸样，检测 10 分钟内反应吸光度的变化，每隔 30 秒监测一个测光点，记录吸光度。

【实验结果】

1. 结果计算　仪器自动计算或根据下式计算 CK 活性。

$$CK（U/L） = \triangle A/\min \times K$$

$$K = \frac{V_t \times 10^6}{6220 \times V_s \times d}$$

式中，6220 是 NADPH 在 340nm 处，比色杯光径 1.0cm 的摩尔吸光系数；10^6 为单位换算；V_t 为反应总体积（ml）；V_s 为样本体积（ml）；d 为比色杯光径（cm）。

2. 作图与结果判断　样本测定完成后，以吸光度为纵坐标，时间为横坐标作图，观察延迟期、线性期和非线性期，找出线性反应时间 t。

【注意事项】

1. 试剂空白的酶促反应时间曲线应平坦，整个反应期内吸光度无明显波动，$\triangle A/\min$ 应 < 0.001，若大于此值，表明试剂本身分解发生了变化，会导致测定误差。

2. 延迟期、线性期与设定的参数要相符，若不符会导致检测结果不准确。

3. 观察酶促反应速度曲线的斜率，采用定值血清分析仪器的灵敏度。当反应条件不符合最适合条件时，酶促反应速度曲线斜率下降，灵敏度低，测定结果有严重比例误差。

4. 检测线性应在 1000U/L 以下，如果标本检测结果超过线性范围，应予稀释后重测。

5. 高浓度甘油三酯、胆红素、维生素 C 和血红蛋白会对检测存在一定影响。

【思考题】

1. 简述肌酸激酶增高的临床意义。

2. 如果超出检测上限的时间反应曲线是哪一种图形？

3. 简述时间反应曲线试验的原理，怎样绘制时间反应曲线图？

（鄢仁晴）

 实验三十八　免疫抑制法测定血清肌酸激酶同工酶 – MB

PPT

血清肌酸激酶同工酶 – MB（creatinine kinase – MB，CK – MB）是重要的心肌损伤标志物之一，主要用于急性心肌梗死（acute myocardial infarction，AMI）的诊断。CK 同工酶活性的测定方法有电泳法、离子交换层析法、免疫抑制法，酶质量的测定方法主要是免疫化学法。化学发光免疫测定 CK – MB 的质量是 AMI 诊疗指南推荐的方法，具有较高的灵敏度和精确度。免疫抑制法测定酶活性是临床常用方法，用于生化分析仪自动化检测。

【实验目的】

掌握免疫抑制法测定血清 CK – MB 活性的原理；熟悉 CK – MB 检测方法及临床意义。

【实验原理】

用特异性抗肌酸激酶同工酶 M 亚基的多克隆抗体完全抑制 M 亚基的活性，而不影响肌酸激酶同工酶 B 亚基的活性。CK－BB 催化磷酸肌酸和 ADP 反应，将磷酸肌酸上的磷酸基团转移到 ADP 上生成肌酸和 ATP。在镁离子存在下，ATP 与葡萄糖在己糖激酶（HK）作用下生成葡萄糖－6－磷酸（G－6－P）。G－6－P 与 NADP$^+$在葡萄糖－6－磷酸脱氢酶（G6PD）作用下生成 6－磷酸葡萄糖酸（6－PG）和 NADPH。在 340nm 处测定 NADPH 的生成速率来测定 CK－BB 的活性。因 CK－MB 中 M 亚基被抑制，CK－BB 的活性相当于 CK－MB 活性的一半，所以将测定的 CK－BB 活性乘以 2 即代表血清中 CK－MB 的活性。反应式如下：

$$磷酸肌酸 + ADP \xrightarrow{CK－BB} 肌酸 + ATP$$

$$葡萄糖 + ATP \xrightarrow{HK + Mg^{2+}} G－6－P + ADP$$

$$G－6－P + NADP^+ + H_2O \xrightarrow{G6PD} 6－PG + NADPH + H^+$$

【实验仪器和试剂】

1. 仪器 半自动生化分析仪
2. 试剂 CK－MB 检测试剂盒，试剂主要成分及浓度见表 37－1。

表 38－1 免疫抑制法测定 CK－MB 的试剂组成

	组成成分	浓度	组成成分	浓度
R1	咪唑缓冲液（pH = 6.70）	75mmol/L	羊抗人 M 亚基多克隆抗体	≥2000U/L
	HK	≥2.5kU/L	EDTA	4.0mmol/L
	醋酸镁	20mmoL	二腺苷戊磷酸	0.01mmol/L
	N－乙酰半胱氨酸	24mmol/L	AMP	5mmol/L
R2	NADP	1.97mmol/L	G－6－PD	≥1.5kU/L
	磷酸肌酸	68mmol/L	ADP	2.0mmol/L

【实验步骤】

1. 自动化分析 主要参数见表 38－2。

表 38－2 半自动生化分析仪参数设置

名称	参数	名称	参数
样本量	20μl	温度	37℃
R1	2000μl	测定间隔	30s
R2	500μl	延迟时间	90s
主波长	340nm	连续监测时间	60s
测定方法	连续监测法	检测次数	7 次

2. 手工法 试剂临用前按 R1：R2 = 4：1 比例混合后使用，取 2 支试管，按表 38－3 操作。

表 38－3 免疫抑制法测定血清 CK－MB

加入物（μl）	空白管（B）	测定管（U）
去离子水	20	—
样本	—	20
CK－MB 试剂	1000	1000

充分混匀后立即吸样、检测。

【实验结果】

仪器自动计算或根据下式计算 CK 活性。

$$CK - MB(U/L) = \triangle A/min \times K \times 2$$

$$K = \frac{V_t \times 10^6}{6220 \times V_s \times d}$$

式中，6220 是 NADPH 在 340nm 处，比色杯光径 1.0cm 的摩尔消光系数；10^6 为单位换算；V_t 为反应总体积（ml）；V_s 为样本体积（ml）；d 为比色杯光径（cm）。

【注意事项】

1. 试剂空白吸光度应小于 0.5000，否则表明试剂本身有分解变化。
2. 检测线性在 600U/L，检测结果如果超过线性范围，应予稀释后再检测。
3. 高浓度甘油三酯、胆红素、维生素 C、血红蛋白会对检测存在一定影响。
4. CK - MB 免疫抑制法具有快速、方便、可与其他心肌损伤标志物一起在生化分析仪上检测的优点，但是 CK - BB 对检测存在影响。免疫抑制法检测前提是 CK - BB 浓度较低，可忽略不计。当血清中 CK - BB 浓度升高，肌酸激酶同工酶 B 亚基的活性没有被抑制，其活性已经是 100%，且计算结果时还要乘以 2，成倍地扩大了误差，引起 CK - MB 活性大于或等于总 CK 的活性。

【思考题】

1. 简述免疫抑制法测定 CK - MB 的原理。
2. 临床检测 CK - MB 活性可能出现大于总 CK 活性的生理原因有哪些？

案例分析

（鄢仁晴）

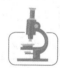 实验三十九　乳酸底物法测定血清乳酸脱氢酶

PPT

乳酸脱氢酶（lactate dehydrogenase，LD）可逆地催化乳酸和丙酮酸之间的氧化还原反应，从乳酸氧化生成丙酮酸为正向反应，测定方法为 LD - L 法；从丙酮酸还原生成乳酸为逆向反应，测定方法为 LD - P 法，正反两向反应的最适 pH 不同。LD - L 法为国际临床化学联合会（IFCC）和中华医学会检验学会推荐方法。

【实验目的】

掌握乳酸底物法测定血清 LD 的原理；熟悉血清 LD 测定的临床意义；了解乳酸底物法测定血清 LD 的注意事项。

【实验原理】

血清 LD 催化乳酸氧化为丙酮酸，同时将氢转移给 NAD^+，生成 NADH。NADH 在 340nm 波长处有较强吸收，在底物过剩的情况下，NADH 生成速率与血清 LD 活性成正比，因此通过测定 NADH 在 340nm 处吸光度上升速率可求得血清 LD 活性浓度。反应式如下：

$$L-乳酸 + NAD^+ \xrightarrow{LD} 丙酮酸 + NADH + H^+$$

【实验仪器和试剂】

1. 仪器 分光光度计或自动生化分析仪。

2. 试剂 LD 检测试剂盒，试剂主要成分及浓度见表 39-1。

表 39-1 乳酸底物法测定 LD 的试剂组成

	组成成分	浓度
R1	N-甲基-D-葡萄糖胺	325mmol/L
	L-乳酸	50mmol/L
R2	NAD^+	10mmol/L

【实验步骤】

1. 自动化分析 主要参数见表 39-2。

表 39-2 乳酸底物法测定 LD 自动生化分析主要参数

名称	参数	名称	参数
样本量	20μl	温度	37℃
R1	1000μl	测定方法	连续监测法
R2	250μl	测定间隔	60s
波长	340nm	连续监测时间	180s

2. 手工法 取 2 支试管，按表 39-3 操作。

表 39-3 乳酸底物法测定 LD

加入物（μl）	空白管（B）	测定管（U）
去离子水	20	—
样本	—	20
R1	1000	1000
	充分混匀，37℃水浴 3 分钟	
R2	250	250

充分混匀，37℃水浴 1 分钟后在波长 340nm 处读取吸光度并开始计时，分别在 1、2、3 分钟后再分别读吸光度，从而得到在线性范围内的 $\Delta A/\min$。

【实验结果】

仪器自动计算或根据下式计算 LD 活性。

$$LD(U/L) = \triangle A/\min \times K$$

$$K = \frac{V_t \times 10^6}{6220 \times V_s \times d}$$

式中，6220 是 NADH 在 340nm 处，比色杯光径 1.0cm 的摩尔吸光系数；10^6 为单位换算；V_t 为反应总体积（ml）；V_s 为样本体积（ml）；d 为比色杯光径（cm）。

【注意事项】

1. LD 活性测定可用血清或血浆，草酸盐或氟化物抑制 LD 活性，故不能作为抗凝剂，肝素、枸橼酸盐和 EDTA 不影响反应。血浆需高速离心（3000r/min，15 分钟）去除血小板，否则会引起测定值升高。

2. 红细胞中 LD 的活性约为血清 LD 活性的 100 倍，溶血样本会使结果偏高，因此不可采用溶血样本。

3. 由于 LD_4 和 LD_5 两种同工酶对冷敏感，如果样本不能立即测定，应在 25℃ 下保存，并在 48 小时内完成分析。常规测试中，样本不可冷冻。

4. LD 分布广泛，几乎存在于人体所有体细胞的胞质中，特异性不高，为提高特异性，可进行 LD 同工酶测定。

【思考题】

1. 简述乳酸底物法测定血清乳酸脱氢酶的原理。
2. 简述血清乳酸脱氢酶测定的临床意义。
3. 乳酸脱氢酶活性测定的正向和逆向反应各有何优缺点？

（李育超）

 ## 实验四十　化学发光法测定血清肌钙蛋白 I 及检测低限

PPT

心肌肌钙蛋白（cardiac troponin，cTn）是肌钙蛋白复合体中与心肌收缩功能有关的一组蛋白，由心肌肌钙蛋白 T（cTnT）、肌钙蛋白 I（cTnI）和肌钙蛋白 C（cTnC）三个亚单位组成。通常采用电化学发光免疫分析法（ECLIA）和化学发光法（CLIA）测定。

【实验目的】

掌握化学发光法测定血清 cTnI 的原理；熟悉血清 cTnI 检测低限测定的原理；了解化学发光法测定血清 cTnI 的注意事项。

【实验原理】

1. **化学发光法测定血清肌钙蛋白 I**　待测样本中的 cTnI 与碱性磷酸酶标记的抗 cTnI 抗体及包被抗 cTnI 抗体的磁珠共同孵育，形成双抗体夹心大分子免疫复合物，磁场作用后除去游离的酶标抗体，加入化学发光底物产生化学发光，光信号的强弱与样本中一定范围的 cTnI 的含量成正比。

微课/视频 1

2. 检测低限测定 检测低限（lower limit of detection，LLD）是样本单次检测可以达到的非空白检测响应量对应的分析物量。在美国临床和实验室标准协会（CLSI）的 EP17 - A 文件中以"空白限（LoB）"替代了 LLD，是指在规定的可能性条件下，空白样本被观察到的最大结果。

选择合适的空白样本，重复 20 次做批内测定，计算空白响应量均值（$\bar{X}_{空白}$）和标准差（$S_{空白}$），通常估计 95% 或 99.7% 的两种可能性的响应量。以空白样本检测信号 $\bar{X}_{空白} + 2S_{空白}$（95% 可能性）或 $\bar{X}_{空白} + 3S_{空白}$（99.7% 可能性）所对应的分析物浓度即为检测低限。检测系统或方法对小于或等于检测低限的分析物量报告"无分析物检出"。

【实验仪器和试剂】

1. 仪器 全自动化学发光免疫分析仪。

2. 试剂

（1）cTnI 检测试剂盒 包含磁珠包被物（Ra）、酶标记物（Rb）和样本处理液（Rc），试剂主要成分及浓度见表 40 - 1。

表 40 - 1 CLIA 法测定 cTnI 的试剂组成

	组成成分	浓度
Ra	包被抗 cTnI 抗体的超顺磁性微粒	0.2g/L
	Tris 缓冲液	50mmol/L
	液体生物防腐剂（ProClin 300）	0.5g/L
	叠氮钠	0.9g/L
Rb	抗 cTnI 抗体 - 碱性磷酸酶标记物	3mg/L
	2 -（N - 吗啉）乙磺酸（MES）缓冲液	50mmol/L
	液体生物防腐剂（ProClin 300）	0.5g/L
	叠氮钠	0.9g/L
Rc	Tris 缓冲液	50mmol/L
	液体生物防腐剂（ProClin 300）	0.5g/L
	叠氮钠	0.9g/L

（2）配套的全自动免疫检验系统用底物液 由 3 -（2 - 螺旋金刚烷）- 4 - 甲氧基 - 4 -（3 - 磷氧酰）- 苯基 - 1,2 - 二氧环乙烷(AMPPD)、荧光素和含季铵盐类阳离子表面活性剂的 Amp - HCl 缓冲溶液组成。

【实验步骤】

1. 在试管中加入样本 80μl，磁珠包被物组分 50μl 和酶标记物 50μl，充分混匀，37℃水浴 5 分钟，形成双抗体夹心复合物。

2. 洗涤缓冲液洗涤 5 次，除去游离的酶标记物。

3. 加入化学发光底物溶液 50μl，混匀后测量化学发光信号。

4. 以上操作步骤由仪器自动完成，仪器自动计算出样本中 cTnI 的含量。

5. 检测低限检测以去离子水为样本，按以上操作步骤测定 cTnI 浓度 20 次。

【实验结果】

检测低限结果计算：

1. 计算 20 次去离子水测定的平均浓度 $\bar{X}_{空白}$ 及标准差 $S_{空白}$。

2. 计算检测低限：$\bar{X}_{空白} + 3S_{空白}$ 所对应的分析物浓度（采用 99.7% 的可能性来估算检测低限）。

【注意事项】

1. 样本应尽可能及时测定，若在 2 小时内无法完成测定，可将样本置于低温下保存，在 2~8℃可稳定 24 小时，在 -20℃ 以下可稳定 30 天。样本应尽量避免反复冻融。

2. 轻度溶血、脂血、黄疸样本不影响检测结果。

3. 患者样本内如存在异嗜性抗体，可以与试剂盒组分中的免疫球蛋白反应，干扰检测结果。

4. 理想的空白样本应具有与受检的患者样本相同的基质，常使用检测系统的系列校准品中的"零标准"作为空白。实验室比较容易获得的空白样本包括实验室纯水、超纯水、生理盐水、检测系统清洗缓冲液等。

5. 重复检测次数没有具体规定，常推荐 20 次，符合临床检验对重复检测试验的要求。

6. 检测低限是基于零浓度基础，用于区分从无到有的分析能力，如检测值低于检测低限，则报告为"分析物未检出"；如检测值高于检测低限，低于检出限，则报告为"有分析物检出，但不能定量"。

【思考题】

1. 简述化学发光法测定血清肌钙蛋白 I 的原理。

2. 简述血清肌钙蛋白 I 测定的临床意义。

3. 简述检测低限的试验原理。

（李育超）

第十一章　胰腺炎的生物化学诊断

 实验四十一　修饰麦芽七糖底物法测定血清/尿淀粉酶

PPT

α - 淀粉酶（α - amylase，α - AMY）又称 α - 1,4 - 葡聚糖水解酶，作用于多糖分子的 α - 1,4 - 糖苷键，生成麦芽糖和葡萄糖。淀粉酶活性常用检测方法包括天然淀粉底物法和人工合成（寡聚糖）色素原底物法。天然淀粉底物法因测定误差大，已基本被淘汰。目前应用较多的是国际临床化学联合会（IFCC）推荐的修饰麦芽七糖为底物的方法。

【实验目的】

掌握修饰麦芽七糖底物法测定血清/尿 α - AMY 的基本原理、实验操作步骤；熟悉血清/尿 α - AMY 检测的注意事项；了解 α - AMY 测定的临床意义和干扰因素。

【实验原理】

以 4,6 - 亚乙基 - 4 - 硝基酚 - α - D - 麦芽七糖苷（EPS）为底物，经 α - AMY 催化水解为游离的寡糖（G_5，G_4，G_3）及葡萄糖残基减少的对 - 硝基苯寡糖苷（G_2 - PNP、G_3 - PNP 和 G_4 - PNP）。后者在 α - 葡萄糖酶催化下，进一步水解为葡萄糖和对 - 硝基酚。对 - 硝基酚的生成量在一定范围内与 α - 淀粉酶活性成正比。在 405nm 波长处用连续监测法检测。反应式如下：

$$5E - G_7 - PNP + 5H_2O \xrightarrow{\alpha - AMY} E - G_3 + G_4 - PNP + 2E - G_4 + 2G_3 - PNP + 2E - G_5 + 2G_2 - PNP$$

$$G_4 - PNP + 2G_3 - PNP + 2G_2 - PNP + 14H_2O \xrightarrow{\alpha - 葡萄糖苷酶} 14G + 5PNP$$

【实验仪器和材料】

1. 仪器　自动生化分析仪。

2. 试剂

（1）淀粉酶检测试剂盒　试剂主要成分及浓度见表 41 - 1。

表 41 - 1　修饰麦芽七糖底物法测定淀粉酶的试剂组成

	组成成分	浓度
R1	α - 葡萄糖苷酶	≥3200U/L
	4 - 羟乙基哌嗪乙磺酸（HEPES）	50mmol/L
	氯化钠	70mmol/L
	氯化镁	10mmol/L
R2	EPS	3.5mmol/L
	4 - 羟乙基哌嗪乙磺酸（HEPES）	50mmol/L

（2）AMY 校准品。

【实验步骤】

取 3 支试管，按表 41 - 2 操作。

表 41 - 2 修饰麦芽七糖底物法测定淀粉酶

加入物（μl）	空白管（B）	校准管（C）	样本管（U）
去离子水	9	—	—
校准品	—	9	—
样本	—	—	9
R1	250	250	250
	充分混匀，37℃ 水浴 5 分钟		
R2	50	50	50

充分混匀，置 37℃ 水浴 2 分钟后，在波长 405nm 处测定初始吸光度，然后间隔 30 秒，连续监测 2 分钟，准确记录吸光度变化。自动生化分析仪按设定参数完成检测后，自动计算 AMY 活性浓度。自动化分析主要测定参数见表 41 - 3。

表 41 - 3 修饰麦芽七糖底物法测定淀粉酶自动化分析主要参数

名称	参数	名称	参数
样本量	9μl	温度	37℃
R1	250μl	测定模式	连续监测法
R2	50μl	延迟时间	30s
检测波长	405nm	连续监测时间	120s

【实验结果】

1. 用校准品定标计算

$$AMY(U/L) = \frac{\triangle A_U/min - A_B/min}{\triangle A_C/min - A_B/min} \times c_c (U/L)$$

2. 用计算因子计算

$$AMY (U/L) = \triangle A/min \times K$$

$$K = \frac{V_t \times 10^6}{18700 \times V_s \times d}$$

式中，18700 是 4 - NP 在 405nm 处，比色杯光径 1.0cm 的摩尔吸光系数；10^6 为单位换算；V_t 为反应总体积（ml）；V_s 为样本体积（ml）；d 为比色杯光径（cm）。

【注意事项】

1. 样本要求 除血清或肝素抗凝血浆外，不可用其他血浆，因钙离子是淀粉酶组成成分，柠檬酸盐、EDTA 和草酸盐等抗凝剂能螯合钙离子，可抑制淀粉酶活性。

2. 当样本中血红蛋白浓度 <20g/L、胆红素浓度 <171μmol/L，维生素 C 浓度 <80mg/dl，甘油三酯浓度 <11.3mmol/L 时不会对检测带来干扰。

3. 因唾液中含有较高浓度的淀粉酶，测定时避免唾液溅入。

4. 淀粉酶的线性范围上限可达 1500U/L，如样本测定值超过 1500U/L 时，应将样本用生理盐水稀释后重新测定，结果乘以稀释倍数。

5. 血清/血浆样本 2~8℃储存，酶活性可稳定 7 天。尿液 2~8℃可稳定 10 天。尿液呈酸性时，淀粉酶稳定性较差，因此尿液保存前，须将 pH 调节至 7.0 或略高。

6. 淀粉酶主要由唾液腺和胰腺分泌，急性胰腺炎、流行性腮腺炎等疾病时血和尿中的 AMY 显著增高。

7. 淀粉酶分子量较小，可通过肾小球滤过。淀粉酶诊断急性胰腺炎的特异性不高，在其他临床疾病如急性阑尾炎、肠梗阻、胰腺癌、胆石症、溃疡病穿孔及吗啡注射后等均可见血清淀粉酶增高。

【思考题】

1. 简述修饰麦芽七糖底物法测定淀粉酶的基本原理。
2. 血清淀粉酶活性升高一定是胰腺炎吗？
3. 淀粉酶检测常见影响因素有哪些？

案例分析

（赵建忠）

 实验四十二　色原底物法测定血清脂肪酶

PPT

血清脂肪酶（lipase，LPS）主要来源于胰腺，少量来自胃、小肠黏膜、肺等组织。LPS 对长链脂肪酸甘油酯有一定特异性，是一组催化长链脂肪酸甘油酯水解的酶。血清 LPS 常用测定方法有色原底物法、酶偶联显色法和比浊法。

【实验目的】

掌握色原底物法测定血清 LPS 的基本原理、实验操作步骤；熟悉血清 LPS 检测的注意事项；了解 LPS 测定的临床意义和干扰因素。

【实验原理】

在碱性条件下，样本中 LPS 在共脂肪酶和胆汁酸的存在下，水解有色底物 1,2 - 邻 - 二月桂基 - 消旋 - 甘油 -3 - 戊二酸 - （6 - 甲基试卤灵）酯（DGGR），生成 1,2 - 邻 - 二月桂基 - 消旋 - 甘油和不稳定的中间体戊二酸 - （6 - 甲基试卤灵）酯，后者在碱性条件下继续分解，产生红色甲基试卤灵，570nm 波长处吸光度上升速率与样本中 LPS 活性成正比，通过连续监测吸光度的变化可以计算出 LPS 活性。反应式如下：

$$\text{DGGR} + \text{H}_2\text{O} \xrightarrow{\text{LPS}} 1,2 - \text{邻} - \text{二月桂基} - \text{消旋} - \text{甘油} + \text{戊二酸} - （6 - \text{甲基试卤灵}）\text{酯}$$

$$\text{戊二酸} - （6 - \text{甲基试卤灵}）\text{酯} + \text{H}_2\text{O} \xrightarrow{\text{OH}^-} \text{甲基试卤灵} + \text{戊二酸}$$

【实验仪器和材料】

1. 仪器　自动生化分析仪。

2. 试剂

（1）脂肪酶检测试剂盒　试剂主要成分及浓度见表 42 - 1。

表 42 -1　色原底物法测定血清脂肪酶的试剂组成

	组成成分	浓度
R1	甘氨酸	>130mmol/L
	氢氧化钠	3.6mmol/L
	共脂肪酶	>0.5mg/L
	脱氧胆酸钠	1.6mmol/L
R2	酒石酸缓冲液（pH4.0）	9mmol/L
	DGGR	>0.1g/L

（2）LPS 校准品。

【实验步骤】

取 3 支试管，按表 42 -2 操作。

表 42 -2　色原底物法测定血清脂肪酶

加入物（μl）	空白管（B）	校准管（C）	样本管（U）
去离子水	3	—	—
校准品	—	3	—
样本	—	—	3
R1	225	225	225
		充分混匀，置37℃ 水浴5 分钟	
R2	75	75	75

充分混匀，37℃ 水浴 90 秒后，在波长 570nm 处测定初始吸光度，然后间隔 20 秒，连续监测 2 分钟，准确记录吸光度变化。自动生化分析仪按设定参数完成检测后，自动计算 LPS 活性浓度。自动化分析主要测定参数见表 42 -3。

表 42 -3　色原底物法测定血清脂肪酶自动化分析主要参数

名称	参数	名称	参数
样本量	3μl	温度	37℃
R1	225μl	测定方法	连续监测法
R2	75μl	延迟时间	20s
检测波长	570nm	连续监测时间	120s

【实验结果】

1. 用校准品定标计算

$$LPS（U/L）= \frac{\triangle A_U/min - \triangle A_B/min}{\triangle A_C/min - \triangle A_B/min} \times c_c（U/L）$$

2. 用计算因子计算

$$LPS（U/L）= \triangle A/min \times K$$

$$K = \frac{V_t \times 10^6}{30600 \times V_s \times d}$$

式中，30600 是甲基试卤灵在 570nm 处，比色杯光径 1.0cm 的摩尔吸光系数；10^6 为单位换算；V_t

为反应总体积（ml）；V_s 为样本体积（ml）；d 为比色杯光径（cm）。

【注意事项】

1. 样本要求　血清或肝素抗凝血浆。EDTA、草酸、氟化物或柠檬酸抗凝血浆会抑制脂肪酶活性使结果偏低。

2. 干扰因素　甘油三酯和胆固醇（包括 HDL－C 和 LDL－C）测定试剂中均含有脂肪酶，可因试剂携带污染给检测结果带来干扰。样本中下列物质在如下浓度内不干扰检测结果：血红蛋白 10g/L、胆红素 342μmol/L、乳糜 0.30%。

3. 脂肪酶的线性范围上限为 700U/L，如果样本测定值超过 700U/L 时，应将样本用生理盐水稀释后重新测定，结果乘以稀释倍数。

4. LPS 相对稳定，室温下可稳定数天，2～8℃下可稳定 7 天，－20℃可稳定 90 天，避免样本反复冻融。

5. 脂肪酶诊断的敏感性和特异性优于血清淀粉酶，尤其在急性胰腺炎与其他急腹症（如胃肠穿孔、肠梗阻等）的鉴别诊断中有重要价值。酗酒、慢性胰腺炎、胰腺癌、胆总管结石或癌、肠梗阻、十二指肠穿孔等血清 LPS 可有不同程度升高。腮腺炎未累及胰腺时，脂肪酶通常在正常范围。

【思考题】

1. 简述色原底物法测定脂肪酶的基本原理。
2. 血清脂肪酶检测常见影响因素有哪些？

（赵建忠）

 实验四十三　ROC 曲线制作

PPT

受试者工作特征曲线（receiver operating characteristic curve，ROC），即 ROC 曲线，是国际公认的用于比较或评价两种或两种以上诊断试验对同种疾病诊断价值的工具，学习和了解 ROC 曲线的制作是检验工作者必备的知识技能。

【实验目的】

掌握 ROC 曲线的设计原理及实验数据处理；熟悉 ROC 曲线的具体制作方法；了解 ROC 曲线的临床应用及意义。

【实验原理】

微课/视频 1

ROC 曲线通过连续设计多个不同的临界值，从而得到在不同临界值的阳性例数和阴性例数，进而计算出诊断试验一系列灵敏度和特异度。再以灵敏度（真阳性率）为纵坐标、1－特异度（假阳性率）为横坐标，将各临界值绘制的散点图连成折线即为 ROC 曲线。

该曲线反映了不同临界值条件下灵敏度和特异度之间的相互关系。曲线下面积（area under the

curve，AUC）用来表示准确性，AUC 越大，表示诊断准确度越高，ROC 曲线最靠近左上方的点为灵敏度和特异度均较高的临界值。

【实验步骤】

1. 收集数据 获得受试对象群体中每个样本的检测数据。

以检测血清前列腺特异性抗原（prostate specific antigen，PSA）诊断前列腺癌的数据资料为例，将 73 例确诊前列腺癌患者及 74 例正常人血清 PSA 检测结果汇总如表 43 – 1。

表 43 – 1　受试对象血清 PSA 检测结果

病例组						对照组					
编号	PSA (ng/ml)	编号	PSA (ng/ml)	编号	PSA (ng/ml)	编号	PSA (ng/ml)	编号	PSA (ng/ml)	编号	PSA (ng/ml)
1	25.81	26	34.05	51	99.86	1	2.45	26	0.94	51	2.76
2	65.23	27	25.62	52	90.59	2	6.27	27	0.46	52	0.56
3	100.56	28	102.14	53	102.45	3	1.84	28	1.08	53	0.95
4	99.87	29	100.26	54	2.64	4	4.65	29	1.68	54	36.47
5	62.75	30	26.04	55	75.17	5	58.41	30	1.18	55	10.05
6	99.62	31	39.89	56	56.24	6	0.76	31	1.46	56	1.62
7	0.24	32	81.03	57	25.87	7	2.38	32	1.08	57	0.52
8	75.62	33	100.25	58	41.25	8	3.35	33	2.45	58	0.86
9	54.38	34	99.78	59	82.45	9	1.16	34	1.72	59	3.15
10	26.09	35	36.91	60	99.57	10	0.95	35	2.94	60	1.07
11	79.58	36	100.54	61	96.45	11	1.25	36	1.08	61	79.45
12	10.55	37	75.78	62	37.81	12	0.62	37	4.45	62	2.64
13	7.88	38	99.56	63	99.58	13	2.31	38	0.28	63	4.28
14	43.56	39	83.54	64	75.89	14	1.18	39	0.64	64	0.35
15	71.85	40	1.41	65	53.21	15	0.29	40	1.21	65	1.05
16	0.19	41	43.29	66	83.56	16	2.24	41	1.85	66	1.15
17	99.48	42	99.68	67	3.14	17	1.33	42	0.56	67	4.83
18	0.52	43	5.61	68	43.54	18	2.42	43	5.42	68	0.96
19	43.51	44	98.67	69	106.54	19	0.94	44	8.75	69	1.92
20	99.37	45	99.97	70	5.32	20	0.89	45	3.51	70	0.25
21	4.32	46	21.78	71	82.41	21	1.06	46	3.84	71	0.16
22	80.56	47	100.57	72	76.48	22	1.64	47	0.61	72	28.24
23	114.32	48	36.25	73	76.24	23	3.41	48	0.52	73	0.48
24	11.78	49	33.97			24	0.92	49	7.45	74	0.56
25	103.16	50	16.25			25	9.45	50	0.92		

2. 设置临界值 一般需要 5 个以上，临界值越多，得到的 ROC 曲线越精确。根据表 43 – 1 数据，初步设置临界值 14 个，分别为 0、0.5、1、2、3、4、6、8、10、20、40、80、100、120ng/ml。

3. 计算 ROC 数据集 将检测结果与"金标准"比较后，根据每一个临界值确定阳性例数和阴性例数，其中真阳性为通过检测正确划分出的有病患者数，假阳性为通过检测被错误划分的无病患者数，假阴性为通过检测被错误划分的有病患者数，真阴性为通过检测正确划分出的无病患者数，然后计算灵敏度和特异度，得到构建 ROC 曲线的数据集。

（1）以临界值 2ng/ml 为例，由表 43 – 1 数据得到的血清 PSA 浓度对照前列腺癌诊断四格表，见表 43 – 2。

表43-2　血清 PSA 浓度对照前列腺癌诊断四格表

PSA 浓度	患者	对照	合计
阳性（≥2ng/ml）	69	28	97
阴性（<2ng/ml）	4	46	50
合计	73	74	147

（2）按表 43-2 数据计算灵敏度、特异度和 1-特异度。

$$灵敏度 = \frac{69}{69+4} = 0.95$$

$$特异度 = \frac{46}{28+46} = 0.62$$

$$1-特异度 = 1-0.62 = 0.38$$

（3）按上述方法，再分别计算不同临界值时血清 PSA 浓度诊断前列腺癌的灵敏度和特异度，并汇总成表 43-3。

表43-3　血清 PSA 浓度诊断前列腺癌的灵敏度、特异度数据表

序号	PSA 临界值（ng/ml）	灵敏度	特异度	1-特异度
1	0	1.00	0.00	1.00
2	0.5	0.97	0.09	0.91
3	1	0.96	0.34	0.66
4	2	0.95	0.62	0.38
5	3	0.93	0.74	0.26
6	4	0.92	0.84	0.16
7	6	0.88	0.91	0.09
8	8	0.86	0.92	0.08
9	10	0.84	0.93	0.07
10	20	0.79	0.95	0.05
11	40	0.66	0.97	0.03
12	80	0.41	0.99	0.01
13	100	0.14	1.00	0.00
14	120	0.00	1.00	0.00

4. 绘制 ROC 曲线　以灵敏度为纵坐标（y 轴）、1-特异度为横坐标（x 轴），将每个临界值对应的灵敏度和 1-特异度值作为坐标点，在坐标系中绘制出这些点，然后用直线或曲线将这些点连接起来，形成 ROC 曲线，如图 43-1 所示。

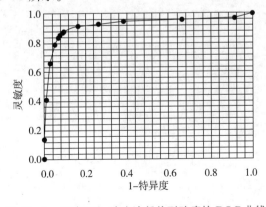

图43-1　血清 PSA 浓度诊断前列腺癌的 ROC 曲线

可以在坐标纸上将数据集手工作图，也可以利用 SPSS、Excel、GraphPad Prism、Med-Calc 等软件绘制。

5. 计算 AUC AUC 可以通过坐标纸中曲线右下方的格子数除以全部线图所占格子数粗略求得，也可以使用统计软件构建 ROC 曲线，计算 AUC，还可输出更多统计指标。

【实验结果】

本例通过坐标纸中曲线右下方的格子数除以全部线图所占格子数粗略得到 AUC 为 0.9376。

$$AUC = \frac{586}{625} = 0.9376$$

【注意事项】

1. 应用 ROC 曲线分析，需要合适的样本量，其中患者和非患者数目要基本相同。

2. 根据 ROC 曲线，判断所建立的诊断试验分界点是否达到合理的灵敏度和特异度。AUC 的取值范围在 $0 \sim 1$，数值越接近 1，说明诊断效果越好；AUC 在 >0.9 时有较高准确度，AUC 在 $0.7 \sim 0.9$ 时有一定准确度，AUC 在 $0.5 \sim 0.7$ 时有较低准确度；AUC <0.5 时，说明该方法完全不起作用，无诊断价值。AUC 值越大，模型的分类效果越好，疾病检测越准确。

3. 对同一种疾病的两种及以上诊断项目进行比较时，可以将不同检验项目放在同一个 ROC 曲线图中比较，采用图形比较或计算曲线下面积比较的方法，帮助医师作出最佳选择。需要注意的是，AUC 的比较仍然需要进行统计学的处理，以说明其差别是否有统计学意义。

4. 可使用 ROC 曲线选择最佳诊断分界点 诊断分界点的选择需根据实际情况来决定，如筛查试验需要有更好的灵敏度，确诊试验需要有更好的特异度。如果没有特别要求，一般多选择曲线拐弯处，即灵敏度和特异度均较高的点。

5. 目前使用较多的 ROC 曲线的绘制和分析软件为 SPSS。除 SPSS 外，还有多个统计软件如 R、SAS、Stata、ROCKIT、Accu－ROC、plotROC、MedCalc、Analyse－it 等均可完成 ROC 曲线绘制和分析，其中 ROCKIT、Accu－ROC、plotROC 为专业的 ROC 分析软件，各类软件分别有各自的优缺点。

【思考题】

1. ROC 曲线制作的原理是什么？
2. ROC 曲线在临床工作中的应用有哪些？

(赵建忠)

第十二章　医学实验室认可评审现场试验

医学实验室认可程序中，现场评审是其中一个关键的流程，而现场试验则是现场评审中一个重要环节。一般情况下，在现场评审期间，中国合格评定国家认可委员会（CNAS）评审员按照《医学实验室——质量和能力的要求》（ISO 15189：2022）准则要求，监督申请认可实验室在现场完成相关试验，主要用来评价申请认可实验室的技术能力。现场试验可采用设备比对、人员比对、人员能力考核（如血液、体液、病理切片考核/复验、影像专业人员考核）、留样再测、标准操作考核等试验方式。对于耗时较长的现场试验，可采用现场演示的方式对实验室的技术能力进行评价。

微课/视频1

 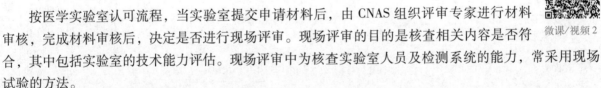

实验四十四　医学实验室认可临床化学领域现场试验

PPT

临床化学领域现场试验主要通过设备比对和留样再测的试验方式，现场评审员根据现场试验结果进行评价。

【实验目的】

掌握医学实验室认可临床化学领域现场试验的基本原理及方法；熟悉设备比对及留样再测的评价；了解医学实验室认可临床化学领域现场试验的意义。

【实验原理】

微课/视频2

按医学实验室认可流程，当实验室提交申请材料后，由CNAS组织评审专家进行材料审核，完成材料审核后，决定是否进行现场评审。现场评审的目的是核查相关内容是否符合，其中包括实验室的技术能力评估。现场评审中为核查实验室人员及检测系统的能力，常采用现场试验的方法。

现场试验根据实验室申请的认可项目类型（定性项目、定量项目或微生物、分子诊断项目等）选择多种方式进行，要求覆盖实验申请认可的专业领域，基于风险评估，每个专业选取拟申报认可项目或其代表项目，如依靠主观判断较多的项目、形态学检查项目；难度较大、操作复杂的项目；对检验（检查）结果对临床诊疗方案影响大的项目，如靶向治疗相关的抗原和基因检测项目；很少检验（检查）、新开展或变更的项目；涉及多套分析系统、多场所的项目；缺乏权威机构提供能力验证计划/实验室间比对的项目；能力验证/实验室间比对结果有不满意或有问题的项目；只在值班时开展的检验（检查）项目等进行现场试验。

临床化学领域现场试验常用设备比对和留样再测试验方式，评审员在现场试验时可通过跟踪关键试验过程、观察试验设备和试验环境、对照试验用操作文件和就相关技术问题对试验人员进行提问等形式进行核查。

【实验仪器和试剂】

1. 仪器　全自动生化分析仪。

2. 试剂 项目检测试剂、质控品及校准品等。

3. 样本 来源于临床患者样本。

【实验步骤】

1. CNAS临床化学（AC）领域评审员与实验室沟通 因现场评审时间有限，一般情况下，现场评审员在进入现场前，与被评审实验室的相关专业联系人沟通、协商，提前安排好现场试验的流程及具体细节，包括进行现场试验的项目、样本准备、操作人员准备及检测系统的准备，以便能在评审员到现场后，可尽快完成相关试验。

本实验模拟评审员安排现场试验包括设备比对和留样再测2类实验，每类实验选择5个项目，具体如下：设备比对试验项目为丙氨酸氨基转移酶（ALT）、白蛋白（ALB）、高密度脂蛋白胆固醇（HDL-C）、葡萄糖（GLU）、总胆红素（TBIL）；留样再测试验项目为乳酸脱氢酶（LDH）、碱性磷酸酶（ALP）、胆碱酯酶（ChE）、总胆固醇（TC）、钾（K）。

2. 实验室准备样本 现场评审的样本均为临床患者完成检测的剩余样本，按照现场评审员与实验室商定的流程，在现场评审前留取评审员选择项目的样本。每个项目留取尽量新鲜的临床检测剩余样本，最少5份，其浓度较均匀覆盖测量范围。以上现场试验项目留取样本的浓度要求范围见表44-1。

3. 实验室临床化学领域岗位操作人员准备 实验室各岗位人员应明确岗位职责，具有对岗位技术的基本原理、操作方法及结果解释等能力。各现场试验的操作人员由现场评审员随机选取应符合相应技术能力的工作人员。

表44-1 临床化学（AC）领域现场试验样本建议浓度

项目编码*	缩写	项目名称（单位）	现场试验类型	样品序号	样品类型	浓度范围
ACA005	ALT	丙氨酸氨基转移酶（U/L）	设备比对	1	血清	20~30
				2		30~60
				3		60~150
				4		150~500
				5		>500
ACB002	ALB	白蛋白（g/L）	设备比对	1	血清	20.0~30.0
				2		30.0~40.0
				3		40.0~50.0
				4		40.0~50.0
				5		>50.0
ACC001	GLU	葡萄糖（mmol/L）	设备比对	1	血清	~2.8
				2		3.0~5.0
				3		5.0~10.0
				4		10.0~20.0
				5		>20.0
ACE013	HDL-C	高密度脂蛋白胆固醇（mmol/L）	设备比对	1	血清	0.50~1.00
				2		1.00~1.50
				3		1.50~2.00
				4		2.00~2.50
				5		>2.50

项目编码*	缩写	项目名称（单位）	现场试验类型	样品序号	样品类型	浓度范围
ACH001	TBIL	总胆红素（μmol/L）	设备比对	1	血清	10.0~20.0
				2		20.0~50.0
				3		50.0~100.0
				4		100.0~300.0
				5		>300.0
ACA006	LDH	乳酸脱氢酶（U/L）	留样再测	1	血清	80~120
				2		150~250
				3		250~400
				4		400~600
				5		>600
ACA008	ALP	碱性磷酸酶（U/L）	留样再测	1	血清	50~100
				2		100~150
				3		150~200
				4		200~300
				5		>300
ACA013	ChE	胆碱酯酶（U/L）	留样再测	1	血清	~3000
				2		300~5000
				3		5000~10000
				4		5000~10000
				5		>10000
ACE009	TC	总胆固醇（mmol/L）	留样再测	1	血清	2.00~3.00
				2		3.00~4.00
				3		4.00~5.00
				4		5.00~7.00
				5		>7.00
ACG002	K	钾（mmol/L）	留样再测	1	血清	~2.8
				2		3.0~3.5
				3		3.5~4.5
				4		4.5~5.5
				5		>5.5

*为项目编码源自 CNAS-AL09《医学实验室认可领域分类》，A：检验医学，AC：临床生化。实验室可根据项目类别进行3级编码设置，如 ACA：酶及其相关物质；ACB：蛋白质和低分子含氮化合物；ACC：碳水化合物及相关物质；ACE：脂质及其相关物质；ACG：电解质、血气；ACH：色素及其相关物质。

4. 检测设备性能保证 实验室所有与申请认可项目相关的仪器设备完成性能验证，并进行必要的校准、质控，确保在现场试验期间检测系统稳定。

5. 现场试验

（1）设备比对 设备比对试验是指环境条件相同、采用不同的检测仪器对相同样品进行检测时，为评估同一项目在不同检测仪器的可比性，保证患者样品测试结果的一致性而执行的试验。设备比对试验是实验室进行内部质量控制、判断检测所遵循的标准或者方法是否被正确理解和严格执行，以评价检测设备对试验检测结果准确性、稳定性和可靠性的影响。

实验室应先选定其中一个检测仪器作为参照设备（通常为参加国家卫健委临检中心 EQA 的检测系

统），其他检测设备为比对设备。本实验中，模拟选定以全自动生化分析仪 1 为参照设备，以全自动生化分析仪 2 为比对设备，分别进行 ALT、ALB、HDL－C、GLU、TBIL 等项目的检测，每个项目检测样品为 5 个，浓度的分布按表 44－1 中要求，覆盖项目检测的线性区间，每个样本获得两台仪器检测的结果。

$$对比设备的相对偏倚 = \frac{(对比设备结果 - 参照设备结果)}{参照设备结果} \times 100\%$$

（2）留样再测 留样再测试验是在检测方法、仪器、试剂、校准品等均不改变的情况下，对在预设保存条件和时间内的样本进行再次检测，可了解包括样本在内的检测系统稳定性，并评估造成稳定性的因素是否影响其检测的准确性。实验室通过对已经完成检测的留存样本进行再次检测，比较分析前次测试结果与本次测试结果的差异，用以发现实验室检测结果准确性、稳定性和可靠性的影响因素。

本实验选择 LDH、ALP、ChE、TC、K 项目进行留样再测试验。

在现场试验之前，实验室每个项目留取 5 个样品，浓度范围按表 44－1 的建议，覆盖项目的检测区间。按实验室常规操作规程，在相同检测系统中完成以上项目的样品检测，获得再测结果。

$$留样再测的相对偏倚 = \frac{(再测结果 - 原始结果)}{原始结果} \times 100\%$$

6. 现场试验考核结果的评价

（1）对现场试验的评价，采用来源于国家卫生健康委临床检验中心使用的全国临床检验室间质量评价标准中的允许总误差（total allowable error，TEa）。本实验选择项目的 TEa 详见表 44－2。

表 44－2 实验选择项目的允许总误差（TEa%）*

项目编码	缩写	项目名称	允许总误差（TEa%）
ACA005	ALT	丙氨酸氨基转移酶	16
ACB002	ALB	白蛋白	6
ACE013	HDL－C	高密度脂蛋白胆固醇	30
ACH001	TBIL	总胆红素	15
ACC001	GLU	葡萄糖	7
ACA006	LDH	乳酸脱氢酶	11
ACA008	ALP	碱性磷酸酶	18
ACA013	ChE	胆碱酯酶	20
ACE009	TC	总胆固醇	9
ACG002	K	钾	6

* 为本实验选择项目的允许总误差（TEa%）源自国家卫生部临床检验中心使用的全国临床检验室间质量评价标准。

（2）各试验的评价标准如下。

1）设备比对试验的评价 比对设备检测结果与参照设备结果的相对偏倚＜1/2TEa 为符合，每个项目≥80% 的样本符合为通过。

2）留样再测试验的评价 按照对留存样本再测结果与原始结果间相对偏倚＜1/3TEa 为符合，每个项目≥80% 的样本符合为通过。

【实验结果】

将设备比对和留样再测这两个现场试验的结果如实填写于表 44－3 中，按现场试验考核的评价标准，所有项目的所有现场试验结果，均必须为通过。不符合要求的检验项目应要求实验室分析原因或采取措施；如果可行，可在现场评审期间或整改期限内安排重复试验一次，如仍不符合要求，则对该检验项目不予确认。依据以上评价标准对各现场试验进行判断是否通过，若某项目的其中一个现场试验最终结果为不通过，则评审员对该项能力将不予向 CNAS 推荐。

表 44 - 3　现场试验/演示记录表

序号	检验项目	样品类型	检验方法	试验设备	试验人员	试验要求	试验结果				判断标准	试验结论	备注
	ACA005 丙氨酸氨基转移酶（U/L）	血清	乳酸脱氢酶法	设备名称、设备编号	……	设备比对	样品	设备1	设备2	相对偏倚(%)	1. 偏倚 <8.0%； 2. 符合率≥80%	Y/N	设备1为参照系统
							1						
							2						
							3						
							4						
							5						
……	……	……	……	设备名称、设备编号	……	设备比对	样品	设备1	设备2	相对偏倚(%)	1. 偏倚 <……； 2. 符合率≥80%	Y/N	设备1为参照系统
							1						
							2						
							3						
							4						
							5						
	ACA006 乳酸脱氢酶(U/L)	血清	比色法	设备名称、设备编号	……	留样再测	样品	原始结果	再测结果	相对偏倚（%）	1. 偏倚 <3.7%； 2. 符合率≥80%	Y/N	
							1						
							2						
							3						
							4						
							5						
……	……	……	……	设备名称、设备编号	……	留样再测	样品	原始结果	再测结果	相对偏倚（%）	1. 偏倚 <……； 2. 符合率≥80%	Y/N	
							1						
							2						
							3						
							4						
							5						

填表说明：
1. 每个专业领域分别填写，多场所实验室每个场所分别填写；
2. "序号""样品类型""检验（检查）方法"等应与申请书附表2的相应内容一致；
3. "试验设备"应填写设备名称及设备编号；
4. "试验要求"应填写"留样再测""设备比对""人员比对""现场演示""现场考核（针对形态学检查项目）"等内容；
5. "试验结果"填写每份样品的测量结果以及按照判断标准计算出来的结果；
6. "判断标准"可以来源于1/2允许总误差、实验室规定标准等，尽量量化、明确具体，如"偏差<7.5%"；
7. "试验结论"：Y表示符合；N表示不符合，不符合时须在"备注"中具体说明，如不推荐认可、结合其他评审发现仍可推荐认可；
8. "备注"：对不予确认的项目、能力范围限制或其他需要说明的情况进行详细说明。

【注意事项】

1. 现场试验留存的样本保存时间应严格按照产品说明书，且要注意项目检测的影响因素，如是否使用分离的血清，溶血、脂血、黄疸等样本的影响等。样本选择时应考虑其浓度的分布，并确保所选样本的保存条件满足要求。

2. 现场试验中用于比对的检测系统均为实验室使用并已通过实验室性能验证。如在自建方法、项目平台的更新或增加等情况需要进行检测系统间比对时，参考系统应为参考方法（系统）或具有溯源性并在临床广泛使用的公认性能良好的系统。

3. 检验方法间的比对多用于具有相同参考区间的方法，如果参考区间不一致，可以不进行方法比对。

4. 留样再测的影响因素较多，应尽量保证每个检测环节的可靠性。

5. 对于现场试验结果的考核判定标准，应依据行业公认要求、实验室声明的性能指标等。

6. 对于现场试验的结果，评审人员应与实验室积极沟通，特别是对于不符合的项目识别，应通过沟通消除双方观点差异，最终取得一致，利于整改。

【思考题】

1. 实验室认可中现场试验的目的是什么？

2. 检测设备比对一般在哪些情况下进行？

3. 影响留样再测的影响因素有哪些？如何避免？

4. 如何评价现场试验的结果？

（刘利东）

第十三章　设计性实验

在临床生物化学检验课程中，设计性实验不仅是对理论知识的巩固，更是对其实际操作能力和问题解决能力的全面锻炼。设计性实验不同于传统的验证性实验，需要在掌握基本实验技能和理论知识的基础上，具备自主设计实验方案、灵活应对实验过程中出现的问题，并进行深入分析和总结的能力。本章内容旨在通过设计性实验，全面提升综合素质，为未来的科研和临床工作奠定坚实基础。

 实验四十五　自动生化分析仪检验项目参数设置

PPT

本实验旨在通过设定基本和特殊分析参数，掌握自动生化分析仪的检测参数设置方法。实验涵盖了波长、样本量与试剂量、校准参数等基本参数，以及带现象检查和血清检查界限的特殊参数，以确保检测结果的准确性和可靠性。本实验以免疫球蛋白 A（immunoglobulim A，IgA）项目为例进行介绍。

【实验目的】

掌握自动生化分析仪免疫球蛋白 A（透射比浊法）项目参数设置的方法及要点。

【实验原理】

分析参数主要包括两个部分，即基本分析参数和特殊分析参数。基本分析参数包括分析方法、测定波长、反应方向、读数点、样本量与试剂量、校准参数、线性范围等。特殊分析参数包括试剂空白（吸光度）的检查、线性检查、反应限检查、校准检查、带现象检查以及血清检查界限等。

微课/视频 1　　微课/视频 2

本实验以 IgA 项目为例，结合说明书以及试剂厂家给出的特殊分析参数进行自动生化分析仪检测项目参数设置的实验。

【实验仪器和试剂】

1. 仪器　全自动生化分析仪。
2. 试剂　免疫球蛋白 A（透射比浊法）测定试剂盒。

【实验步骤】

1. 参数设置准备工作　打开仪器开关，待仪器开机程序自动完成，状态正常无报警。从 IgA 试剂盒取出说明书。
2. 新增检测项目通道　在参数界面新增通道，输入 IgA 项目名称、单位（g/L）、标本类型、通道信息等。
3. 基本分析参数的设定　依据 IgA 试剂说明书，如图 45 - 1 所示。
结合所使用的全自动生化分析仪，完成 IgA 项目的基本分析参数的设置（图 45 - 2）。

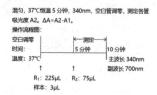

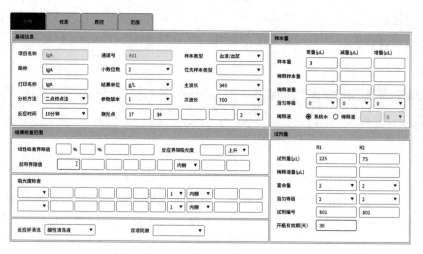

图 45 - 1　IgA 说明书

图 45 - 2　IgA 基本分析参数设置

（1）分析方法　终点法。

（2）测定波长　主波长 340nm，次波长 700nm。

（3）反应方向　根据反应原理，标本中的 IgA 与试剂中的 IgA 抗体反应，产生浊度，随标本浓度增加，吸光度增大，为正向反应。

（4）样本量与试剂量　样本量为 3μl、第一试剂量（R1）为 225μl、第二试剂量（R2）为 75μl。

（5）反应时间与读数点　根据仪器反应时间进行反应时间和读数点设置，例如仪器反应 10 分钟 34 个读数点，在第 17 ~ 18 读点添加 R2，依据说明书分别在添加 R2 前和 10 分钟测定吸光度 A_1 和 A_2，转换成仪器读数点 17 和 34 点。

（6）校准参数　IgA 为非线性多点校准法，根据仪器拟合方式的不同可分为指数法、样条曲线法以及对数法。依据试剂厂家针对不同校准方法的研究，选择试剂厂家推荐的校准方法"logitlog 4 点法"。校准点根据校准品对应的水平数设置为 5。设置如图 45 -3 所示。

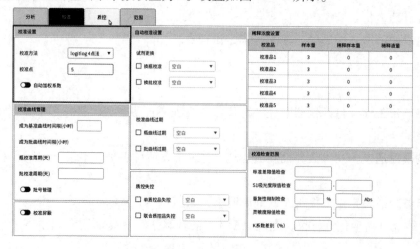

图 45 -3　IgA 校准参数

（7）线性范围　根据说明书产品性能指标，IgA 线性范围为 $0.10 \sim 6.20 \mathrm{g/L}$。在线性范围部分输入低值为"0.10"，高值输入"6.20"。

4. 特殊分析参数的设定

（1）带现象检查　IgA 为免疫比浊项目，测定过程中抗原过剩导致形成的免疫复合物反而逐渐减少，从而造成假阴性结果，为保证结果的准确性，需要设置前带参数，进行带现象检查。

不同检测系统前带参数有所不同，通常带现象检查参数由试剂厂家提供，按照厂家参数进行 IgA 前带检查界限值的设定即可，具体参数详见表 45 - 1。

表 45 - 1　IgA 前带参数

PC 界限值下限	PC 界限值上限	m	n	p	q	检查范围	吸光度差下限（前半部）	吸光度差下限（后半部）
0	32000	20	24	30	34	内侧	1500	300

其中 m、n、p、q 为 IgA 样本反应曲线的四个读点，PC 为前带检查值。读点间关系如图 45 - 4 所示，其中 A_{m}、A_{n}、A_{p}、A_{q} 为读点 m、n、p、q 所对应的吸光度。

当 IgA 样本反应曲线的吸光度差出现 $A_{\mathrm{n}} - A_{\mathrm{m}} \leqslant 1500$ 或 $A_{\mathrm{q}} - A_{\mathrm{p}} \leqslant 300$ 时，则不进行带现象检查。反应曲线 PC 计算如下。

$$PC = \frac{(A_{\mathrm{q}} - A_{\mathrm{P}})/(\mathrm{q} - \mathrm{p})}{(A_{\mathrm{n}} - A_{\mathrm{m}})/(\mathrm{n} - \mathrm{m})} \times 100$$

若 IgA 反应曲线计算结果 $0 \leqslant PC \leqslant 32000$，则提示出现抗原过剩情况。

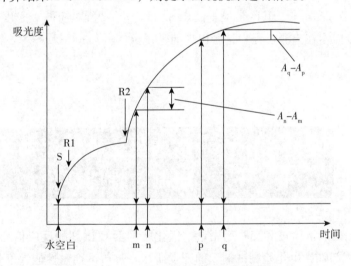

图 45 - 4　带现象检查参数读点图

（2）血清检查界限设置　溶血、脂血或黄疸的标本，可能会对测定结果产生干扰。血清检查界限能对报告结果影响因素进行提示，从而帮助医生判断结果是否可靠。该参数通常由试剂厂家单独提供，按照厂家参数进行设定即可。

IgA 血清检查界限值的设置如图 45 - 5 所示。

当样本在项目检测过程中，检测到样本脂血指数（L）> 设定值 13、溶血指数（H）> 设定值 10 或黄疸指数（I）> 设定值 20，三者任何一个指数超限都会触发仪器血清指数报警，从而提示该样本的 IgA 测定结果可能存在异常，需进一步对样本进行分析和测试，确保检测结果的准确。

（3）其他特殊参数　除带现象检查及血清指数检查之外，还包括试剂空白（吸光度）的检查、线性检查、反应限检查、校准检查等，可根据项目具体情况选择设置。

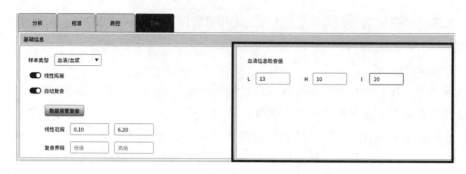

图 45 - 5 IgA 血清指数检查参数

【注意事项】

1. 参数设定过程中须注意检测项目反应方向是否设定正确，主次波长是否设置错误。

2. 测量点的设置依据具体仪器检测读点数及说明书要求进行换算。

3. 特殊分析参数的设定需根据检测项目的具体情况确定，不同仪器和不同反应原理的检测项目的特殊分析参数可能不一致。

【思考题】

1. 总读点数为 38 个，在第 19、20 读点之间添加 R2 的自动生化分析仪的 IgA 的读点如何设置？

2. 在该仪器上测定 IgA 样本，其前带检查读点 m、n、p、q 所对应的吸光度分别为 8935、11067、12413、12599。请问该样本在检测过程中是否出现前带现象？

（龙腾镶）

实验四十六　临床生化检测试剂盒的研制与性能评价

PPT

通过筛选不同粒径的胶乳微球和交联剂用量，优化胱抑素 C 试剂的反应信号和空白吸光度，完成胱抑素 C 试剂临床生化检测试剂盒的开发研制。进行试剂盒性能评价包括外观、空白吸光度、灵敏度、线性、重复性和准确度等指标的验证，最终确保胱抑素 C 试剂盒符合临床使用要求。

微课/视频 3

【实验目的】

掌握如何筛选胱抑素 C 试剂 2 中不同粒径胶乳微球及交联剂用量，确定胶乳粒径和交联剂用量对试剂校准反应信号和空白吸光度的影响；熟悉试剂盒的研制方法，并对配方确认后的试剂盒开展性能评价。

【实验原理】

样本中胱抑素 C 与试剂中的胱抑素 C 抗体致敏胶乳颗粒发生抗原抗体反应，形成抗原抗体胶乳复合物，该复合物在溶液中会产生浊度，浊度强弱在一定范围内与样本中胱抑素 C 浓度成正比关系，使用全自动生化分析仪在特定波长下检测吸光度变化，从而计算得到样本中胱抑素 C 的含量。

对于临床生化检测试剂盒的研制，在完成立项决策后，即进入产品的策划与设计开发阶段，研制技术路线如图 46 - 1 所示。本设计性试验将结合胱抑素 C 检测试剂盒的研制进行实例讲解说明。

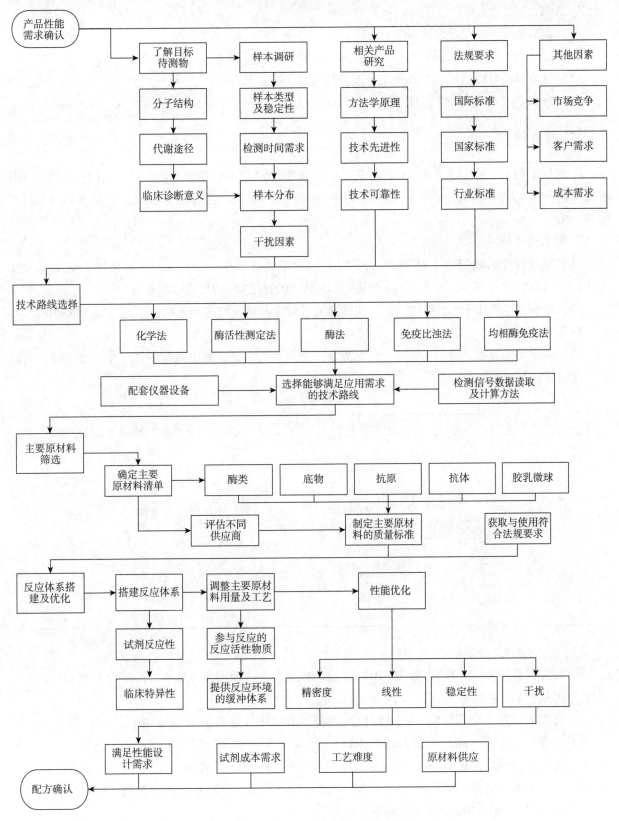

图 46 - 1　生化检测试剂盒研制技术路线图

【实验仪器和试剂】

1. 仪器 全自动生化分析仪、高速冷冻离心机、电子天平、磁力搅拌器、超声波细胞粉碎机。

2. 试剂

（1）胶乳微球 粒径分别为100nm、132nm、186nm羧基胶乳微球。

（2）抗体与抗原 胱抑素C兔多克隆抗体、胱抑素C重组抗原。

（3）配方确认后的胱抑素C试剂盒及配套校准品、质控品。

（4）胱抑素C参考物质 ERM Ⓡ – DA471/IFCC。

【实验步骤】

1. 配制试剂1 称取11.92g 4 – 羟乙基哌嗪乙磺酸（HEPES）溶于纯化水中，使用高浓度NaOH溶液调整pH至7.0，加入5ml表面活性剂Tween – 20、0.5ml防腐剂Proclin 300，定容至1L后混匀，贴签备用。

2. 配制校准品

（1）配制校准品稀释液 称取11.92g HEPES溶于纯化水中，加入9.00g氯化钠，使用高浓度NaOH溶液调整pH至7.4，加入0.5ml防腐剂Proclin 300，定容至1L后贴签备用。

（2）根据试剂性能需求的线性区间，用校准品稀释液稀释胱抑素C重组抗原至适宜浓度梯度。

3. 配制试剂2

（1）确定实验方案 使用三种粒径胶乳微球，分别用三个交联剂的量制备胱抑素C试剂2，实验方案及编号见表46 – 1。

表46 – 1 胱抑素C试剂2制备表

编号	胶乳粒径（nm）	交联剂溶液量（ml）
1	100	0.20
2	100	0.24
3	100	0.30
4	132	0.20
5	132	0.24
6	132	0.30
7	186	0.20
8	186	0.24
9	186	0.30

（2）配制试剂2辅助溶液

1）配制活化缓冲液 称取11.92g HEPES溶于纯化水中，使用高浓度NaOH溶液调整pH至7.0，定容至1L后混匀，贴签备用。

2）配制封闭剂 称取0.50g牛血清白蛋白溶于纯化水中，定容至50ml后混匀，贴签备用。

3）配制试剂2保护液 称取11.92g HEPES溶于纯化水中，使用高浓度NaOH溶液调整pH至8.0，加入2ml表面活性剂Tween – 20、0.5ml防腐剂Proclin 300，定容至1L后混匀，贴签备用。

4）配制交联剂溶液 称取适量1 – 乙基 – （3 – 二甲基氨基丙基）碳酰二亚胺（EDC）溶于纯化水中，配制成终浓度为10mg/ml的交联剂溶液。

（3）偶联抗体与胶乳微球

1）取 6 只玻璃试剂瓶，按表 46-1 进行编号。

2）放入磁力搅拌子，分别加入 3ml 活化缓冲液。

3）分别加入 1ml 不同粒径胶乳微球，快速混匀。

4）分别加入 1ml 胱抑素 C 抗体，快速混匀。

5）室温混匀 30 分钟。

6）计时结束分别加入各组交联剂溶液量，室温混匀 1.5 小时。

（4）离心重悬与封闭

1）计时结束后转移至离心管中，设置离心机参数，以相对离心力（RCF）20000×g 离心 20 分钟。上清液应澄清，可根据离心效果适当调整相对离心力参数。

2）弃上清，加入 8ml 活化缓冲液重新分散致敏胶乳颗粒，可使用超声波细胞粉碎机超声重悬使其分散性更好。

3）转移至试剂瓶，加入 5ml 封闭剂，室温混匀 30 分钟。再次离心弃上清，去除过量封闭剂。

（5）重悬保存与测试　在下层致敏胶乳颗粒中分别加入 15ml 试剂 2 保护液，混匀重悬。转移至全自动生化分析仪专用试剂瓶并贴签保存，待生化仪相关准备工作完成后即可上机测试。

4. 对配方确认后的试剂开展性能评价　试剂盒的性能指标包括但不限于外观、净含量、试剂空白、分析灵敏度、空白限、线性、重复性、批间差、准确度、稳定性等，部分性能评价方法如下。

（1）试剂空白吸光度　用纯化水调零，在测试主波长下测定试剂空白吸光度 A，重复 2 次，计算均值。

（2）分析灵敏度　重复测定 2 次已知浓度在（1.00±0.10）mg/L 的样本，计算吸光度差值的平均值，按式 46-1 换算为 1.00mg/L 的 ΔA。

$$\Delta A = \frac{\overline{\Delta A_C} - \overline{\Delta A_B}}{C_C - C_B} \times 1.00 \tag{46-1}$$

式中，$\overline{\Delta A_C}$ 为样本吸光度差值的平均值；$\overline{\Delta A_B}$ 为空白管吸光度差值的平均值；C_C 为样本的标示值；C_B 为空白管标示值。

（3）线性区间　用接近线性区间下限的低浓度样本稀释接近线性区间上限的高浓度样本，混合成至少 6 个稀释浓度（x_i）。用胱抑素 C 试剂盒分别测试样本，每个稀释浓度测试 3 次，求出每个稀释浓度测定结果的均值（y_i）。以稀释浓度（x_i）为自变量，以测定结果均值（y_i）为因变量，求出线性回归方程。按式 46-2 计算线性回归的相关系数（r）。

$$r = \frac{\sum \left[(x_i - \bar{x})(y_i - \bar{y}) \right]}{\sqrt{\sum (x_i - \bar{x})^2 \sum (y_i - \bar{y})^2}} \tag{46-2}$$

稀释浓度（x_i）代入，求出线性回归方程，按式 46-3、式 46-4 计算 y_i 的估计值及 y_i 与 y_i 估计值的绝对偏差（A）或相对偏差（B）。

$$A = |y_i - y_i\,估计值| \tag{46-3}$$

$$B = \frac{|y_i - y_i\,估计值|}{y_i\,估计值} \times 100\% \tag{46-4}$$

（4）重复性　用浓度在（1.00±0.10）mg/L 和（4.00±1.50）mg/L 的样本或质控品，重复测定 10 次，按式 46-5 分别计算测量值的平均值（$\bar{x}$）和标准差（SD），按式 46-6 计算其批内变异系数（CV）。

$$SD = \sqrt{\frac{\sum (x_i - \bar{x})^2}{n - 1}} \tag{46-5}$$

$$CV = \frac{SD}{\bar{x}} \times 100\% \tag{46-6}$$

（5）准确度　测定胱抑素 C 参考物质 ERM ® - DA471/IFCC，重复 3 次，按式 46 - 7 分别计算其相对偏差（B%），3 次结果均应符合要求。若有 1 次测定值的相对偏差不符合要求，需继续重复测定 20 次，并分别计算相对偏差，如果大于等于 19 次结果符合要求，则准确度符合要求。计算公式为：

$$B\% = \frac{(M-T)}{T} \times 100\% \tag{46-7}$$

式中，M 为测试值；T 为参考物质标示值。

【实验结果】

1. 设置通道及参数，使用配制的校准品和试剂 1，对使用不同粒径胶乳微球及交联剂用量的 9 组胱抑素 C 试剂 2 分别进行全点校准，获取反应数据及试剂空白吸光度。

2. 经目视检查与计算，外观、净含量、试剂空白、分析灵敏度、空白限、线性、重复性、批内瓶间差、批间差、准确度和稳定性均需满足试剂性能要求。

【注意事项】

1. EDC 的水溶液不稳定，需每次实验现配现用。
2. 实验过程中需规范使用各类化学物品并注意生物安全防护。
3. 本次实验仅做步骤展示和讲解，具体产品开发设计需根据原料特性的实际情况而定。

【思考题】

1. 胶乳粒径对试剂校准反应信号的影响及原因是什么？
2. 交联剂的量对试剂空白吸光度的影响及原因是什么？

（龙腾镶）

实验四十七　临床生化检测项目测量不确定度评估

PPT

使用全自动生化分析仪和试剂，通过校准品、室内质控品以及偏差校正等级不确定度的来源，进行被测量、实施测量、标准不确定度、合成不确定度以及扩展不确定度的计算，从而评估和控制临床实验室测量不确定度，确保检测结果的准确性和可靠性。

【实验目的】

掌握临床生化检测测量不确定度评估方法；熟悉测量不确定度评估的过程。

【实验原理】

临床生化检测运行为常规测量程序，宜用"top - down"方法评定测量不确定度，可利用制造商的校准品、实验室正确度验证计划数据、与参考测量实验室比对的数据、测量参

微课/视频 4

考物质的数据和实验室长期测量质控品的数据，识别主要的不确定度分量，做出合理评定。

【实验仪器和试剂】

1. 仪器 全自动生化分析仪。

2. 试剂

（1）新鲜人血清。

（2）胱抑素 C 校准品。

（3）胱抑素 C 质控品。

（4）胱抑素 C 试剂盒。

【实验步骤】

1. 确定被测量 使用常规测量程序检测人血清中胱抑素 C 的浓度。

2. 实施测量 测量所用的检测系统为：全自动生化分析仪，胱抑素 C 测定试剂盒及配套校准品和室内质控品。实验前对仪器性能进行检查，用胱抑素 C 试剂盒及配套校准品校准检测系统，测定室内质控在控后进行新鲜临床样本的测量，检测结果为 0.98mg/L。

3. 确定不确定度来源，临床实验室人体样本检测典型的不确定度来源如下：①制造商配套校准品赋值不确定度 u_{cal}；②室内质控品检测的长期不精密度 u_{Rw}；③偏差校正不确定度 u_{bias}。

4. 标准不确定度量化

（1）**制造商配套校准品不确定度** 引用某体外诊断制造商胱抑素 C 校准品定值信息，选择校准品水平 2（标示值为 1.03mg/L），引入的相对标准不确定度为：$u_{cal2}(\%) = 0.06 \div 2 \div 1.03 \times 100 = 2.91\%$。

（2）**临床实验室室内不精密度** 引用某实验室数据，半年内检测同一批质控品 184 次，测量均值 1.04mg/L，相对不精密度为：$u_{Rw}(\%) = 0.05 \div 1.04 \times 100 = 4.81\%$。

（3）**偏差校正 u_{bias}** 当实验室胱抑素 C 检测结果的偏差不满足规范要求时，需对检测偏差进行校正，此时需考虑偏差校正引入的不确定度。

本实验中使用胱抑素 C 国际有证标准物质 ERM – DA471/IFCC 来评估偏差校正引入的不确定度，通过证书标示值转化的相对标准不确定度为 1.37%，实验室重复多批检测获得的相对标准偏差为 1.45%。

将两者方差合成，得到偏差校正的不确定度。

$$u_{bias}(\%) = \sqrt{(1.45\%)^2 + (1.37\%)^2} = 2.00\%$$

5. 合成不确定度

（1）**第一种情况** 当偏差满足规范要求时，只考虑校准品和室内不精密度引入的不确定度，合成不确定度结果如下。

$$u_{(y)}(\%) = \sqrt{(2.91\%)^2 + (4.81\%)^2} = 5.62\%$$

（2）**第二种情况** 当偏差不满足规范要求时，需额外引入偏差校正的不确定度，合成不确定度结果如下：

$$u_{(y)}(\%) = \sqrt{(2.91\%)^2 + (4.81\%)^2 + (2.00\%)^2} = 5.97\%$$

6. 扩展不确定度 扩展不确定度 U 由合成不确定度 $u_{(y)}$ 乘包含因子 k 得到，k 值一般取 2，本实验中临床样本胱抑素 C 检测结果为 0.98mg/L，扩展不确定度计算如下。

（1）**第一种情况** 偏差满足规范要求时，其扩展不确定度为：

$$U = 5.62\% \times 2 \div 100 \times 0.98mg/L = 0.11mg/L$$

（2）第二种情况　偏差不满足规范要求时，其扩展不确定度为：

$$U = 5.97\% \times 2 \div 100 \times 0.98\,mg/L = 0.12\,mg/L$$

【实验结果】

1. 第一种情况　血清样本中胱抑素 C 的含量为：

$$(0.98 \pm 0.11)\,mg/L,\ k = 2$$

2. 第二种情况　血清样本中胱抑素 C 的含量为：

$$(0.98 \pm 0.12)\,mg/L,\ k = 2$$

【思考题】

1. 临床实验室评定测量不确定度为什么要引入校准品的测量不确定度？
2. 临床实验室在什么情形下需要提供检测结果的测量不确定度？

（龙腾镶）

 实验四十八　室间质量评价

PPT

通过组织多个实验室对同一批次质控血清进行总蛋白含量测定，并根据卫生行业标准设定的检测范围，评估各实验室的测量能力和准确性，完成室间质量评价流程。旨在发现检测中存在的共性问题及特殊问题，促进实验室提高检测水平。

微课/视频 5

【实验目的】

掌握室间质量评价的方法；熟悉室间质量评价目的和要求；了解室间质量评价的作用。

【实验原理】

室间质评活动就是组织若干实验室，将未知标本分发给各实验室，并提供可靠的标准，对回报结果进行分析，判断实验室获得正确测定结果的能力。国家卫生健康委临床检验中心室间质评开展项目包括：常规化学 TP、ALB 等 33 项；特殊蛋白 IgA、IgE 等 12 项；心肌标志物 Hcy 等 6 项；糖化血红蛋白 1 项。室间质量评价具体流程如（图 48-1）。

本实验模拟室间质量评价的流程，组织学生在同一时间内测定同一批质控血清（模拟 EQA 样本）总蛋白含量，并统计评价测定结果。

【实验仪器和试剂】

1. 仪器　全自动生化分析仪。

2. 试剂

（1）实验试剂盒及配套校准品　总蛋白测定试剂盒。

（2）室内质控品　总蛋白配套质控品。

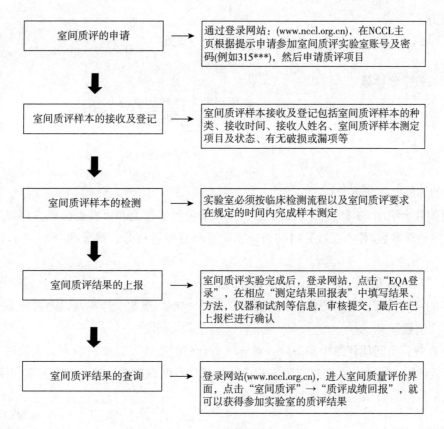

图 48 –1　室间质量评价流程图

（3）室间质评样本　同一批质控血清样本（5个浓度水平，作为模拟 EQA 样本），根据学生分组和实验具体安排而定。

【实验步骤】

1. 本次模拟申请质评计划项目为总蛋白。

2. 每个实验组接收到总蛋白质控血清样本时，及时填写样本的接收时间、接收人姓名、样本数量、样本状态及保存位置。

3. 总蛋白检测实验

（1）仪器开机维护、清洗和空白检测等。

（2）严格按照试剂盒说明书设置总蛋白项目的参数。

（3）校准总蛋白项目通道，测量质控品，其结果在质控规定范围内为校准通过。

（4）将同一批质控血清样本分发到每个实验小组进行测定，收集整理测定数据（包括测量结果的平均值、精密度、偏倚等）。

（5）关机维护仪器，并填写相关记录。

【结果计算】

本次模拟实验靶值和可接受范围的确定，收集同一批质控血清所有实验组的测定结果，排除离群点后计算的平均数作为靶值。根据卫生行业标准（WS/T 403—2012）的总误差要求为评价标准，设定总蛋白的可接受范围 = 靶值 ±5%，以该标准判定每个实验组的质评成绩。

1. 计算偏倚

$$偏倚（\%）= \frac{测定结果 - 靶值}{靶值} \times 100\%$$

2. 某一项目的得分计算

$$某一检验项目得分 = \frac{该项目的可接受结果数}{该项目的总的测定标本数} \times 100\%$$

【结果分析】

室间质评的评价原则如下。

1. 首先组织者会给出室间质量评价标准，即待评价项目的靶值和可接受范围，再根据（测量结果在可接受范围内的样本数/样本总数）×100% = 本次某项目测量得分，得分80%（含）以上则为"通过"。

2. 未按时汇报结果者判为不合格，该次得分为0分。

3. 按全年的室间质评计划来评价，2次活动中10个样本，有8个样本及以上得分不小于80%，则该项目成绩为"满意"。

4. 实验室在收到室间质评结果回报后，对成绩不合格的质评项目要组织有关人员进行讨论，分析原因，制定有效的纠正措施，并要对实验室相应的检测项目跟踪观察，结合下次的室间质量评价结果，分析采取纠正措施后的效果，最终达到持续改进的目的。

【注意事项】

室间质量评价结果未能通过，可能存在以下情况。

1. 校准系统出现偏差。

2. 实验人员的能力欠缺。

3. 结果的评价、计算和抄写错误。

4. 室间质评样本处理不当，如复溶、混合、移液和储存不当等。

5. 室间质评样本本身存在质量问题。

6. 室间质评组织者靶值定值不当等。

【思考题】

1. 临床实验室参加室间质评的目的和意义是什么？

2. 当室间质评结果出现不符合时应该怎么处理？

（龙腾镶）

附　录

附录1　药物对临床生物化学检验项目结果的影响

检测项目	结果	影响检验项目的药物
血清铁	升高	葡聚糖；避孕药；氯霉素
	降低	促肾上腺皮质激素
血清总铁结合力	升高	避孕药
	降低	促肾上腺皮质激素；氯霉素
血钙	升高	碳酸锂；噻嗪类
	降低	肝素；皮质类甾醇；磺胺类
血钠	升高	胍乙啶类似物；螺内酯；两性霉素B；四环素；甲氧西林
	降低	依他尼酸；呋塞米；噻嗪类；皮质类固醇；腹泻药；醛固酮；甘草；碳酸盐
血钾	降低	促肾上腺皮质激素；皮质类固醇；大麻；依他尼酸；呋塞米；噻嗪类；肼屈嗪
血氯化物	升高	皮质类甾醇；大麻；胍乙啶类似物；噻嗪类；克尿塞；皮质类固醇；保泰松
	降低	呋塞米；促肾上腺皮质激素；依他尼酸；碳酸盐；醛固酮；皮质类固醇；依他尼酸；噻嗪类
血肌酐	升高	呋喃类；维生素C；甲基多巴；左旋多巴；氟烷；青霉素类；头孢菌素类；大环内酯类；喹诺酮类；利福平；奎宁；H_2受体阻断剂；解热镇痛抗炎药
	降低	苯丙诺龙
血尿素	升高	葡聚糖；水合氯醛；大麻；醋磺环己脲；胍乙啶类似物；呋塞米；磺胺类；铵盐；氨基酚；天冬氨酸；氯霉素
	降低	链霉素；氯霉素
血尿酸	升高	葡聚糖；左旋多巴；甲氨蝶呤；丙硫氧嘧啶；维生素C；促肾上腺皮质激素；水杨酸类（大剂量时可降低）；肼屈嗪；甲基多巴；乙酰唑胺；依他尼酸；呋塞米；噻嗪类；丝裂霉素；长春新碱；白消安
	降低	辛可芬；氯贝丁酯；香豆素；X线检查造影剂；皮质类固醇；丙磺舒；氯丙嗪；氯普噻吨；大麻；利尿剂；噻嗪类；乙酰季胺；大量水杨酸盐；吲哚美辛
血胆红素	升高	咖啡因；胆碱药物；葡聚糖；茶碱；维生素C；烟酸（大剂量时）；维生素A；可待因；哌替啶；吗啡；X线检查造影剂；伯氨喹；磷铵类；右旋糖酐；新生霉素；组氨酸；利福平；酪氨酸；肾上腺素；左旋多巴；氨基酚；异丙肾上腺素；甲基多巴；苯乙肼
	降低	巴比妥类
血葡萄糖	升高	咖啡因；葡聚糖；苯妥英钠；维生素C；促肾上腺皮质激素；皮质类固醇；雌激素；甲状腺素；氯丙嗪；大麻；肼屈嗪；利舍平；氯噻酮；依他尼酸；奈啶酸；呋塞米；噻嗪类；环磷酰胺；茶碱；避孕药；右旋糖酐
	降低	胍乙啶类似剂；大麻
葡萄糖耐量	降低	苯妥英钠；促肾上腺皮质激素；蛋白同化激素；利尿剂；氯丙嗪；氯噻酮；依他尼酸；呋塞米；噻嗪类；胰岛素；β受体阻断剂；肼屈嗪；四环素；异烟肼；左旋多巴
血胆固醇	升高	维生素A；维生素D；维生素C；皮质甾醇；苯妥英钠；雄激素；辛可芬；磺胺药；噻嗪类；吩噻嗪类；氯丙嗪碘化物；氯丙嗪；皮质类固醇；溴化物
	降低	四环素；红霉素；异烟肼；羟吡咗嘧啶；氯贝丁酯；尿嘧啶；硝酸盐；亚硝酸盐硫唑嘌呤；卡那霉素；新霉素；考来烯胺；氯贝丁酯；雌激素；甲状腺激素

检测项目	结果	影响检验项目的药物
蛋白结合碘	升高	雌激素；甲状腺激素
	降低	苯妥英钠；促肾上腺皮质激素
T₄	升高	左旋多巴；蛋白同化雄性激素类固醇；雌激素；甲状腺激素；苯妥英钠
	降低	肝素；丙硫氧嘧啶；促肾上腺皮质激素；水杨酸盐类；利舍平
T₃吸收	升高	苯妥英钠；肝素；蛋白同化雄性激素类固醇；保泰松；水杨酸盐类
	降低	丙硫氧嘧啶；雌激素；氯氮?
血淀粉酶	升高	胆碱药物；促肾上腺皮质激素；可待因；哌替啶；吗啡；噻嗪类；避孕药；硫唑嘌呤；皮质类固醇；地塞米松；依他尼酸；呋塞米；苯乙双胍；曲安西龙；促胰酶素
	降低	草酸盐；枸橼酸盐
血脂肪酶	升高	可待因；吗啡；哌替啶；醋甲胆碱；胆碱能药物；吲哚美辛；促胰酶素；牛黄胆酸盐；甘氨胆酸盐
	降低	胆红素；钙离子
血甘油三酯	升高	胍乙啶；保泰松；可的松；碳酸盐；可乐定；甲氧氟烷；四环素
	降低	氯贝丁酯；呋塞米；甘露醇
二氧化碳结合力	升高	碳酸盐；醛固酮；皮质类固醇；依他尼酸
	降低	甲氧西林；硝基呋喃妥因；四环素；氨苯蝶啶；苯乙双胍；副醛；二巯丙醇
乳酸脱氢酶	升高	哌替啶；吗啡；大麻；可待因
	降低	氯贝丁酯；维生素C
血总蛋白	升高	X线检查造影剂；葡萄聚糖；酚磺肽；氯苯丁酯；右旋糖酐；脂肪乳剂；氯化铵；氨基酸类药物；阿司匹林；促肾上腺皮质激素；皮质类固醇；雄激素；血管紧张素
	降低	抗癫痫类药物；青霉素；利福平；三甲双酮
血白蛋白	升高	脂肪乳剂；维生素C；氯丙嗪；黄体酮；呋塞米；秋水仙碱
	降低	肝素钠；青霉素；阿司匹林；磺胺类；氯丙嗪；甲氨蝶呤；异烟肼；吩噻嗪类
尿糖	升高	皮质类固醇；吲哚美辛；异烟肼；过期四环素；阿司匹林；对氨基水杨酸；头孢噻吩钠；头孢噻啶；水合氯醛；辛可芬
	降低	维生素；左旋多巴；非那宗吡啶
尿17－酮类固醇	升高	噻嗪类；奎尼丁；司可巴比妥；螺内酯；夹竹桃霉素；氨苯甲基；丁烷二醇
	降低	氯氮；雌激素；避孕药；酚噻嗪类；利舍平；甲苯氨酯；丙磺舒；吩噻嗪类
尿17－羟皮质类固醇	升高	乙酰唑胺；水合氯醛；氯氮；甲丙氨酯；奎宁；螺内酯；氯丙嗪；秋水仙碱；红霉素；夹竹桃霉素；副醛
	降低	雌激素；避孕药；吩噻嗪类；利舍平
香草基杏仁酸	升高	阿司匹林；土霉素；青霉素；非那吡啶；磺胺类；愈创甘油醚；咳酚生
	降低	吩噻嗪类；甲基多巴；丙咪嗪；氯贝丁酯；胍乙啶类似物；单胺氧化酶抑制剂
尿5－羟吲哚醋酸	升高	乙酰苯胺；非那西丁；咳酚生；利舍平；愈创甘油醚
	降低	吩噻嗪类；异烟肼；甲基多巴；异丙嗪；乌洛托品；氯丙嗪；丙咪嗪；单胺氧化物抑制剂
尿蛋白	升高	金、砷、锑化物；头孢吩钠；头孢噻啶；磺胺甲唑；甲苯磺丁脲
尿肌酐	升高	维生素
	降低	雄激素；合成性固醇类药物；噻嗪类
尿钙	升高	雄激素；合成性固醇类药物；考来烯胺；皮质类固醇；维生素D；甲状旁腺素注射剂
	降低	植酸钠；噻嗪类

附录2　常用玻璃量器标称容量的允许误差标准（20℃，ml）

标称容量	容量允许误差（±）							
	检定滴定管	检定吸量管	检定吹出式吸量管	检定单标线吸量管	检定单标线量瓶	检定量筒		检定量杯
						Ex	In	
0.05		0.010	0.010					
0.1		0.0006	0.0008					
0.2		0.001	0.0012					
0.25		0.001	0.0016					
0.5		0.002	0.002					
1	0.004	0.003	0.003	0.004	0.004			
2	0.004	0.005	0.005	0.004	0.006			
2.5	0.004							
3				0.006				
5	0.004	0.010	0.010	0.006	0.008	0.010	0.030	0.040
10	0.010	0.020	0.020	0.008	0.008	0.020	0.040	0.080
12.5	0.016							
15				0.010				
20				0.012				0.100
25	0.016	0.020		0.012	0.012	0.050	0.100	
37.5	0.020							
50	0.020	0.040		0.020	0.020	0.050	0.100	0.200
75	0.040							
100	0.040			0.032	0.040	0.100	0.200	0.300
200					0.060			
250					0.060	0.200	0.400	0.600
500					0.100	0.500	1.000	1.200
1000					0.160	1.000	2.000	2.000
2000					0.240	2.000	4.000	4.000

（20℃，ml）

标称容量	容量允许误差（±）							
	检定注射器	检定比色管	检定刻度离心管	检定刻度试管	检定血糖管	检定比重瓶	检定消化道接收管	检定高铁量瓶
0.1			0.01					
0.25	0.002							
0.5			0.02					
1	0.010							
2	0.020				0.020			
5	0.050	0.012	0.02	0.02		0.040		
10	0.100	0.02	0.04	0.04		0.1		
12.5					0.04		0.200	
15			0.04	0.04				
20	0.200		0.04					
25		0.05	0.10	0.05	0.040	0.200	0.200	
30	0.300						0.200	
50	0.500	0.08	0.10	0.10		0.400	0.200	0.06
100	1.000	0.12	0.12			0.800		0.08

附录3　Grubbs 检验临界值表

n	显著水平				
	0.1	0.05	0.025	0.01	0.005
3	1.148	1.153	1.155	1.155	1.155
4	1.425	1.463	1.481	1.492	1.496
5	1.602	1.672	1.715	1.749	1.764
6	1.729	1.822	1.887	1.944	1.973
7	1.828	1.938	2.020	2.097	2.139
8	1.909	2.032	2.126	2.221	2.274
9	1.977	2.110	2.215	2.323	2.387
10	2.036	2.176	2.290	2.410	2.482
11	2.088	2.234	2.355	2.485	2.564
12	2.134	2.285	2.412	2.550	2.636
13	2.175	2.331	2.462	2.607	2.699
14	2.213	2.371	2.507	2.659	2.755
15	2.247	2.409	2.549	2.705	2.806
16	2.279	2.443	2.585	2.747	2.852
17	2.309	2.475	2.620	2.785	2.894
18	2.335	2.504	2.651	2.821	2.932
19	2.361	2.532	2.681	2.854	2.968
20	2.385	2.557	2.709	2.884	3.001
21	2.408	2.58	2.733	2.912	3.031
22	2.429	2.603	2.758	2.939	3.06
23	2.448	2.624	2.781	2.963	3.087
24	2.467	2.644	2.802	2.987	3.112
25	2.486	2.663	2.822	3.009	3.135
26	2.502	2.681	2.841	3.029	3.157
27	2.519	2.698	2.859	3.049	3.178
28	2.534	2.714	2.876	3.068	3.199
29	2.549	2.730	2.893	3.085	3.218
30	2.563	2.745	2.908	3.103	3.236
31	2.577	2.759	2.924	3.119	3.253
32	2.591	2.773	2.938	3.135	3.27
33	2.604	2.786	2.952	3.15	3.286
34	2.616	2.799	2.965	3.164	3.301
35	2.628	2.811	2.979	3.178	3.316
36	2.639	2.823	2.991	3.191	3.33
37	2.650	2.835	3.003	3.204	3.343
38	2.661	2.846	3.014	3.216	3.356

续表

n	显著水平				
	0.1	0.05	0.025	0.01	0.005
39	2.671	2.857	3.025	3.228	3.369
40	2.682	2.866	3.036	3.240	3.381
41	2.692	2.877	3.046	3.251	3.393
42	2.700	2.887	3.057	3.261	3.404
43	2.710	2.896	3.067	3.271	3.415
44	2.719	2.905	3.075	3.282	3.425
45	2.727	2.914	3.085	3.292	3.435
46	2.736	2.923	3.094	3.302	3.445
47	2.744	2.931	3.103	3.310	3.455
48	2.753	2.940	3.111	3.319	3.464
49	2.760	2.948	3.12	3.329	3.474
50	2.768	2.956	3.128	3.336	3.483
51	2.775	2.964	3.136	3.345	3.491
52	2.783	2.971	3.143	3.353	3.5
53	2.790	2.978	3.151	3.361	3.507
54	2.798	2.986	3.158	3.368	3.516
55	2.804	2.992	3.166	3.376	3.524
56	2.811	3.000	3.172	3.383	3.531
57	2.818	3.006	3.180	3.391	3.539
58	2.824	3.013	3.186	3.397	3.546
59	2.831	3.019	3.193	3.405	3.553
60	2.837	3.025	3.199	3.411	3.56
61	2.842	3.032	3.205	3.418	3.566
62	2.849	3.037	3.212	3.424	3.573
63	2.854	3.044	3.218	3.43	3.579
64	2.860	3.049	3.224	3.437	3.586
65	2.866	3.055	3.230	3.442	3.592
66	2.871	3.061	3.235	3.449	3.598
67	2.877	3.066	3.241	3.454	3.605
68	2.883	3.071	3.246	3.460	3.610
69	2.888	3.076	3.252	3.466	3.617
70	2.893	3.082	3.257	3.471	3.622
71	2.897	3.087	3.262	3.476	3.627
72	2.903	3.092	3.267	3.482	3.633
73	2.908	3.098	3.272	3.487	3.638
74	2.912	3.102	3.278	3.492	3.643
75	2.917	3.107	3.282	3.496	3.648
76	2.922	3.111	3.287	3.502	3.654
77	2.927	3.117	3.291	3.507	3.658

续表

n	显著水平				
	0.1	0.05	0.025	0.01	0.005
78	2.931	3.121	3.297	3.511	3.663
79	2.935	3.125	3.301	3.516	3.669
80	2.940	3.130	3.305	3.521	3.673
81	2.945	3.134	3.309	3.525	3.677
82	2.949	3.139	3.315	3.529	3.682
83	2.953	3.143	3.319	3.534	3.687
84	2.957	3.147	3.323	3.539	3.691
85	2.961	3.151	3.327	3.543	3.695
86	2.966	3.155	3.331	3.547	3.699
87	2.970	3.160	3.335	3.551	3.704
88	2.973	3.163	3.339	3.555	3.708
89	2.977	3.167	3.343	3.559	3.712
90	2.981	3.171	3.347	3.563	3.716
91	2.984	3.174	3.350	3.567	3.720
92	2.989	3.179	3.355	3.570	3.725
93	2.993	3.182	3.358	3.575	3.728
94	2.996	3.186	3.362	3.579	3.732
95	3.000	3.189	3.365	3.582	3.736
96	3.003	3.193	3.369	3.586	3.739
97	3.006	3.196	3.372	3.589	3.744
98	3.011	3.201	3.377	3.593	3.747
99	3.014	3.204	3.380	3.597	3.750
100	3.017	3.207	3.383	3.600	3.754

附录4 对选择水平数据提供5%假失控率 χ^2 分布的选择百分点

自由度	2水平	3水平	4水平
3	9.35	10.24	10.86
4	11.14	12.09	10.86
5	12.83	13.84	14.54
6	14.45	15.51	16.24
7	16.04	17.12	17.88
8	17.53	18.68	19.48
9	19.02	20.12	21.03
10	20.48	21.71	22.56
11	21.92	23.18	24.06
12	23.34	24.63	25.53
13	24.74	26.06	26.98
14	26.12	27.48	28.42
15	27.49	28.88	29.84
16	28.85	30.27	31.25
17	30.19	31.64	32.64
18	31.53	33.01	34.03
19	32.85	34.36	35.40
20	34.17	35.70	36.76
21	35.48	37.04	38.11
22	36.78	38.37	39.46
23	38.08	39.68	40.79
24	39.36	41.00	42.12
25	40.65	42.30	43.35

附录5　选择概率(*P*)和自由度(*df*)的临界 *t* 值（双侧区间检验）

自由度	$P=0.10$	$P=0.05$	$P=0.01$
2	2.92	4.30	9.92
3	2.35	3.18	5.84
4	2.13	2.78	4.60
5	2.02	2.57	4.03
6	1.94	2.45	3.71
7	1.90	2.36	3.50
8	1.86	2.31	3.36
9	1.83	2.26	3.25
10	1.81	2.23	3.17
12	1.78	2.18	3.06
14	1.76	2.14	2.98
16	1.75	2.12	2.92
18	1.73	2.10	2.88
20	1.72	2.09	2.84
30	1.70	2.04	2.75
40	1.68	2.02	2.70
60	1.67	2.00	2.66
120	1.66	1.98	2.62
∞	1.64	1.95	2.58

附录6 测量结果总数与临界值观察比例对照表

测量结果总数（n）	临界值观察比例
20	85
30	87
40	88
50	88
60	90
70	90
80	90
90	91
100	91
150	92
200	92
250	92
300	93
400	93
500	93
1000	94

附录 7　不同温度下的纯水的密度

温度（℃）	密度（kg/m³）	温度（℃）	密度（kg/m³）
4	999.972	18	998.595
5	999.964	19	998.404
7	999.940	20	998.203
8	999.901	21	997.991
9	999.848	22	997.769
10	999.781	23	997.537
11	999.699	24	997.295
12	999.605	25	997.043
13	999.497	26	996.782
14	999.377	27	996.511
15	999.244	28	996.231
16	999.099	29	995.943
17	998.943	30	995.645

参考文献

1. 尚红，王毓三，申子瑜. 全国临床检验操作规程［M］. 4 版. 北京：人民卫生出版社，2015.

2. 郑铁生，鄢盛恺. 临床生物化学检验［M］. 4 版. 北京：中国医药科技出版社，2020.

3. 姜旭淦，李艳. 临床生物化学检验实验指导［M］. 4 版. 北京：中国医药科技出版社，2020.

4. 尹一兵，倪培华. 临床生物化学检验技术［M］. 北京：人民卫生出版社，2015.